JN216068

やせる力
骨ストレッチ

はじめに　骨ストレッチ流ダイエットとは？

骨ストレッチは、親指と小指をつなぎ、手首を押さえる「基本ポーズ」をつくることから始めます。骨をつかむことで無駄な動きが制御され、体幹を効果的に動かせるようになるのです。

また、骨を意識することで、それまでバラバラに動いていた体の様々な部位が連動し、肩、首、腰などの可動域が広がっていきます。骨ストレッチを行うことで、心地よく体が動かせるようになっていくのはそのためです。

心地がいいから体が自然と動き、無理なく続けられる。疲れやコリ、痛みが取り除かれるのはもちろん、体幹部が動くことでインナーマッスルが鍛えられ、無駄な脂肪も燃焼。短期間でシェイプアップ効果を得ることもできるのです。

つまり、ウエストが引き締まり、お腹もひっこむ。なによりも小顔になれる！　この本で紹介する骨ストレッチを行うと、そんな夢のようなダイエットが実現できます。

通常、ダイエットというと、食べたいものを我慢したり、ハードなトレーニングを強いられたり……。どうしてもストイックになることが求められます。継続すれば一時的に効果が得られるかもしれませんが、きっとどこかでリバウンドしてしまうでしょう。

無理をせず、楽しくダイエットを続けていくには、ワクワクするような心地よさが必要なのです。

この本は、たくさんの方にご愛読いただいた『ゆるめる力 骨ストレッチ』の第二弾。ダイエットにテーマを絞り、初公開の小顔メソッドなど、気になる部位別に最新の骨ストレッチ・メソッドをわかりやすく紹介します。

ほんのわずかな時間で驚くほどの効果が実感できるでしょう。

これが

骨ストレッチの「基本ポーズ」！

骨ストレッチ流ダイエットのメソッドを行う前に
まずは「基本ポーズ」を覚えよう。

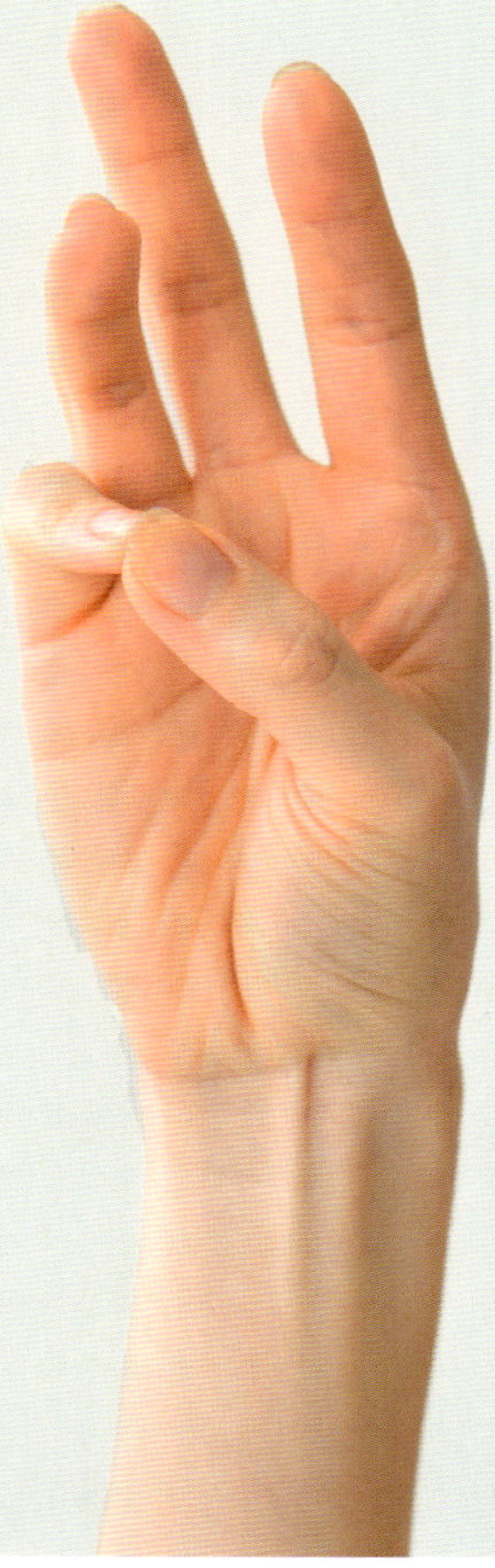

①片方の手の親指と小指をつないで輪をつくる。

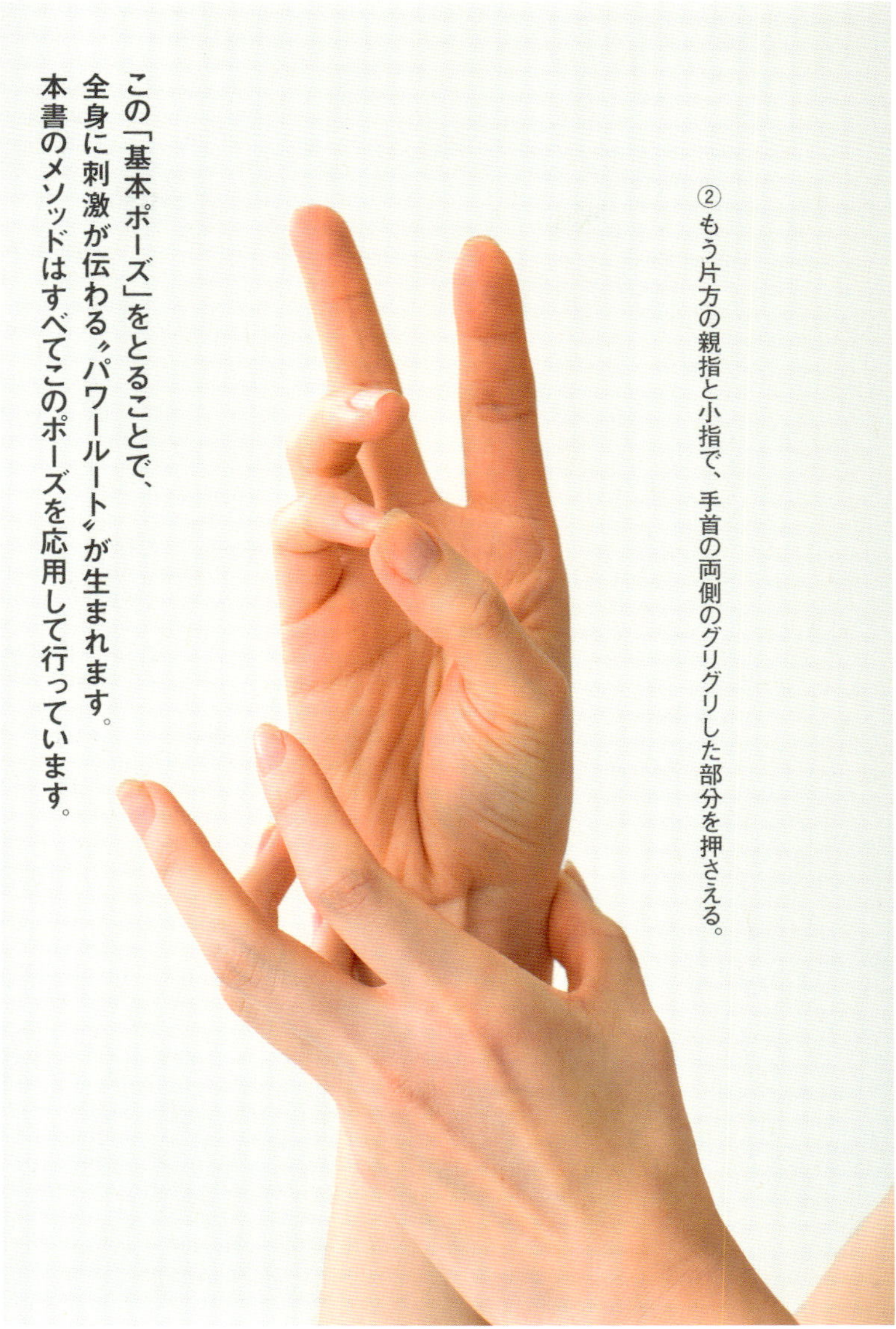

②もう片方の親指と小指で、手首の両側のグリグリした部分を押さえる。

この「基本ポーズ」をとることで、
全身に刺激が伝わる〝パワールート〟が生まれます。
本書のメソッドはすべてこのポーズを応用して行っています。

★＝オススメ

Contents

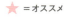

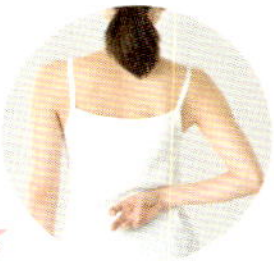

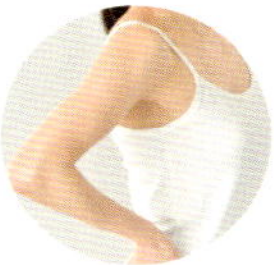

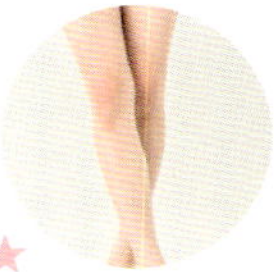

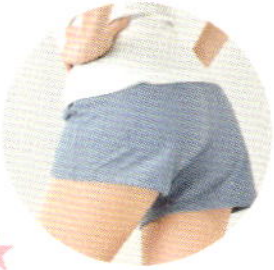

お風呂で毎日3分、ラクにストレッチ。

骨ストレッチは、いつでもどこでも、手軽に実践できます。とりわけ、初公開になる「小顔メソッド」（10〜35ページ参照）は、顔をやさしくなでてマッサージするだけの簡単なものばかり。お風呂で行えば、メイクやヘアスタイルが崩れるのも気にな

たった3分でこの変化！
むくみを解消し、小顔が実現

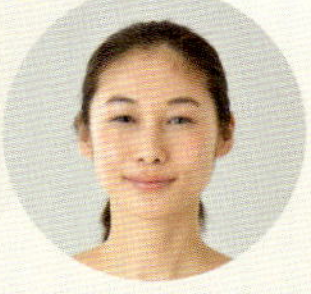
before

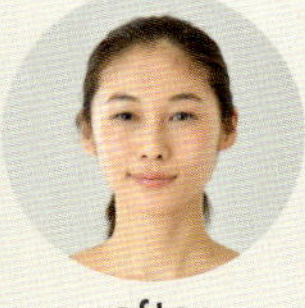
after

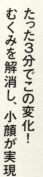

りません。

一日の疲れを癒すひと時に、骨ストレッチで顔のまわりをお手入れしてください。６種類すべて行ってもわずか３分ほど。顔がスッキリ、むくみが取れ表情が明るくなります。

慣れてきたら、他の部位のメソッドにもぜひ取り組んでください。

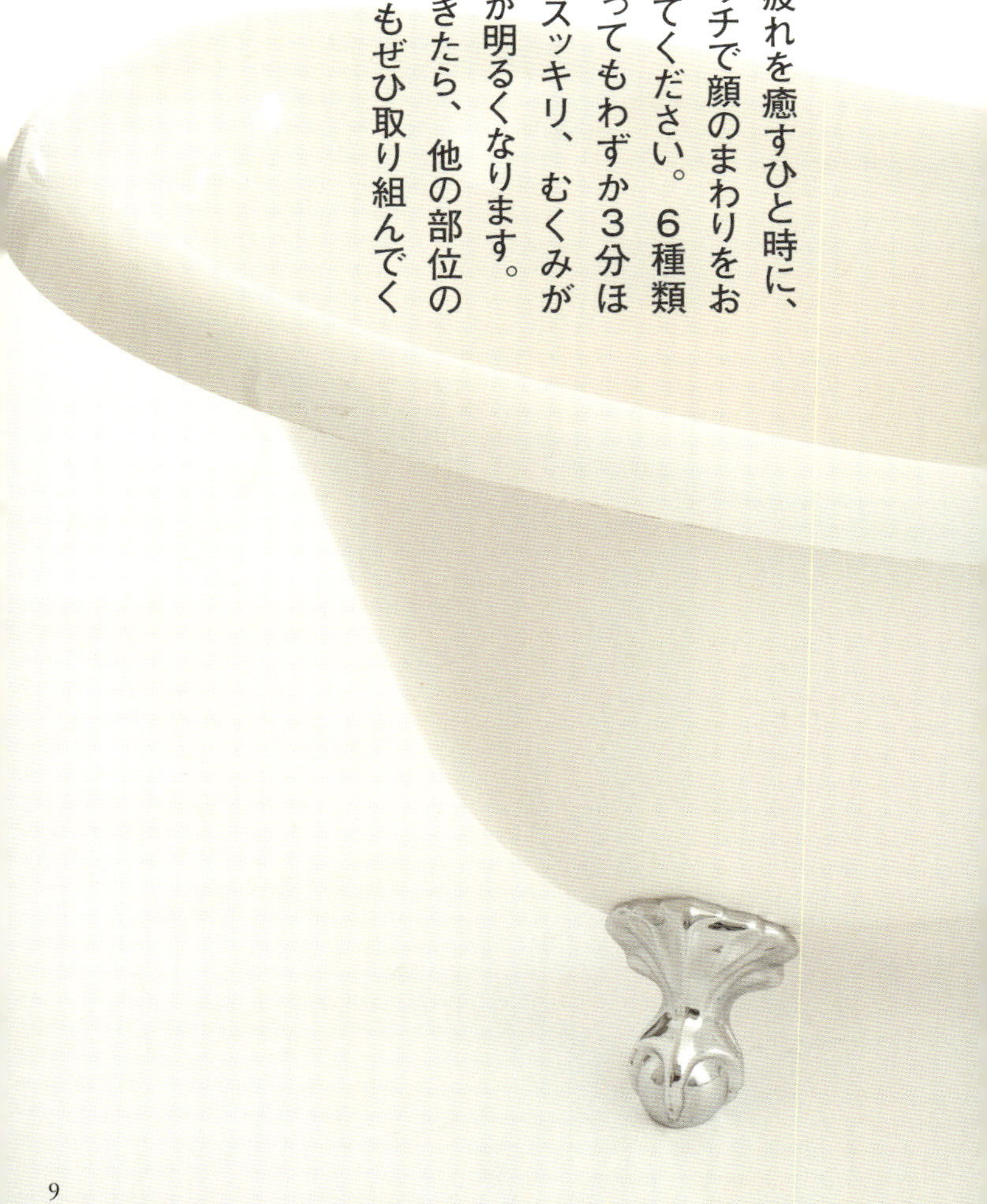

やせる力
骨ストレッチ

Chapter
1

顔

疲れがたまると顔がむくみ、肌つやが悪くなります。加齢とともにほおのたるみが気になる人も。そんな悩みを解消する「小顔メソッド」をたっぷり紹介します。

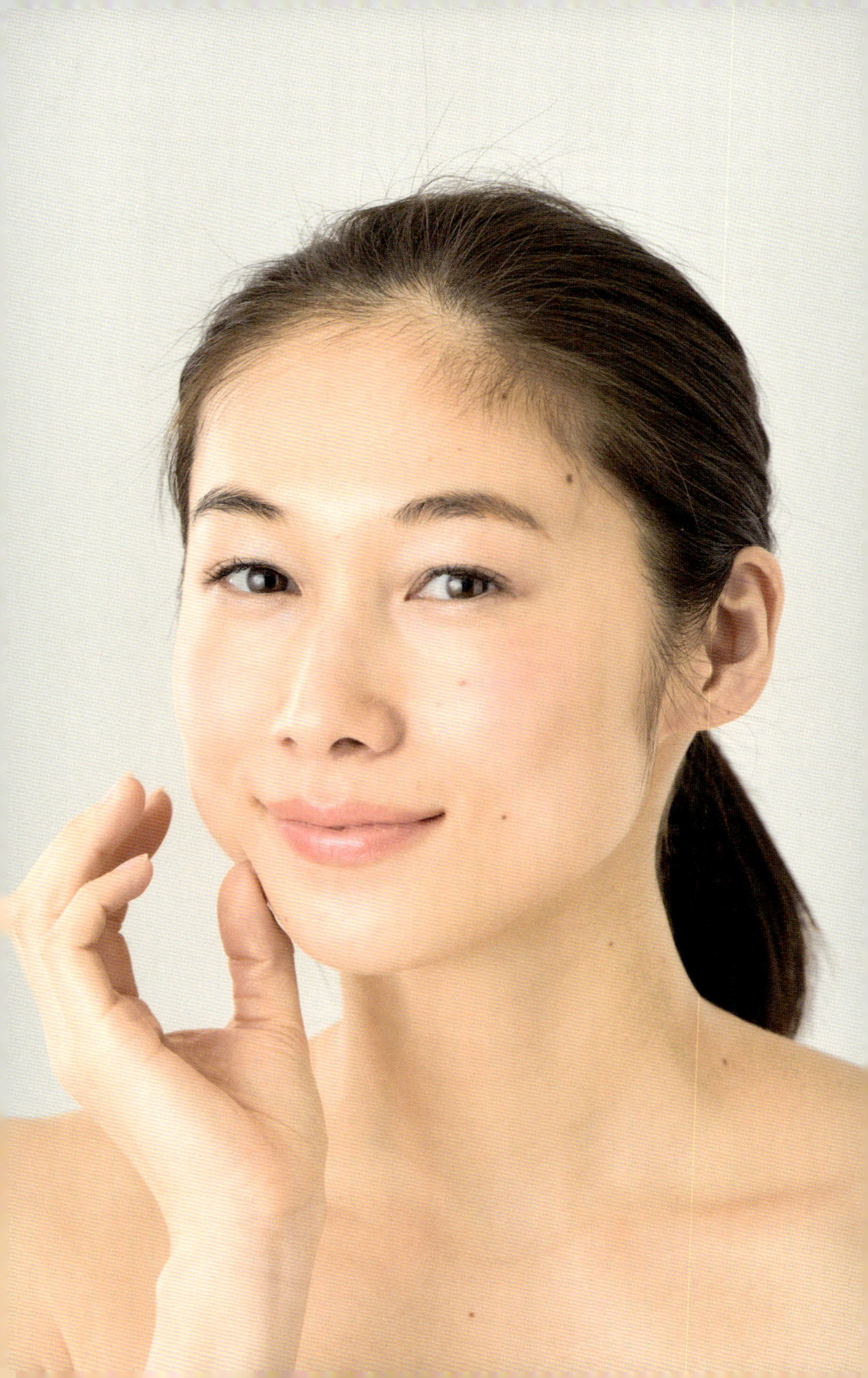

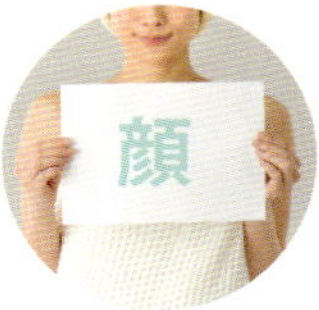

頭頂ひらき

表情を明るくスッキリさせるため、まず頭の先からほぐしましょう。ストレスが重なると頭蓋骨のつなぎ目が詰まって、頭頂の一帯が固くなります。「頭頂ひらき」で頭蓋骨をゆるめ、笑顔を取り戻しましょう。

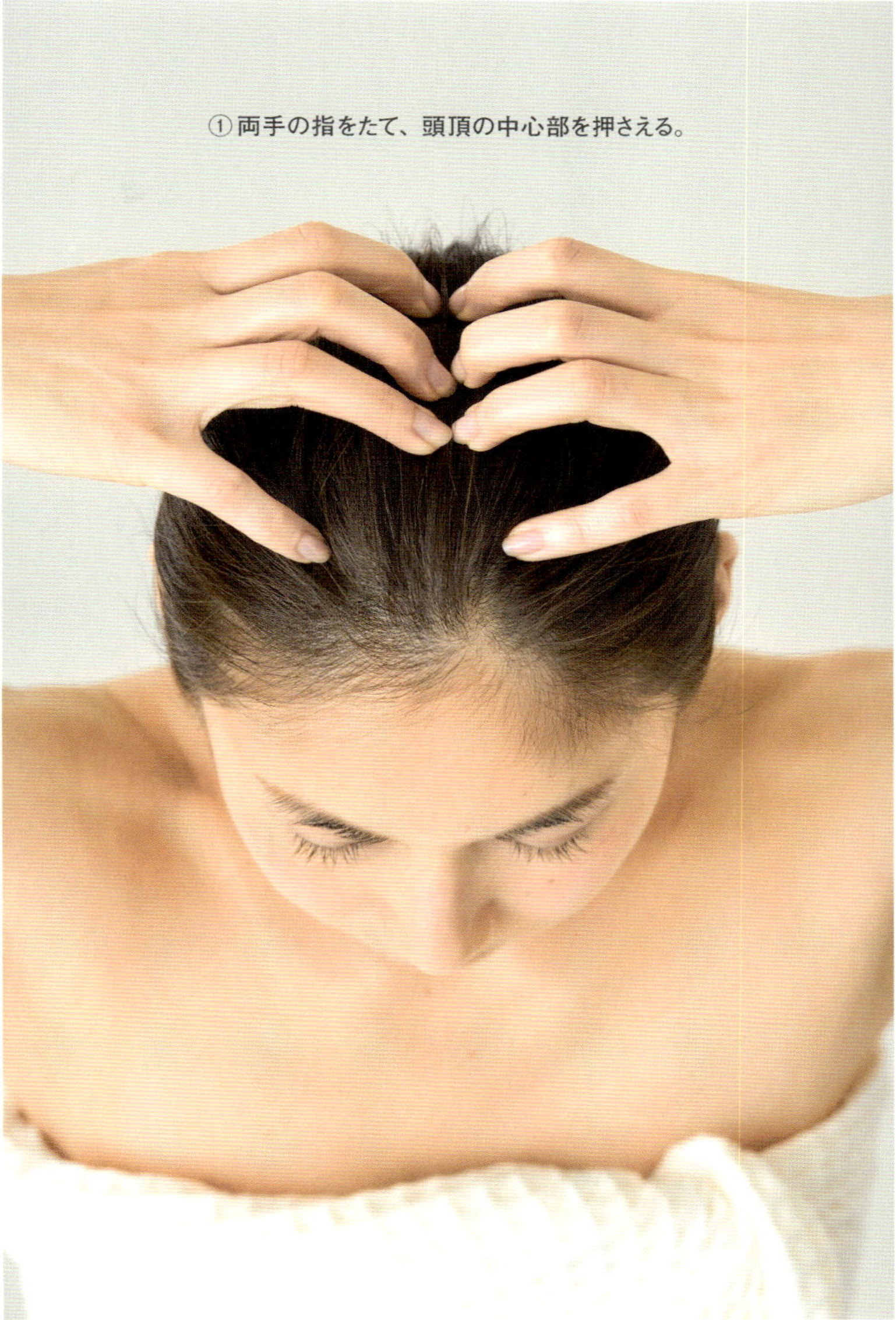

①両手の指をたて、頭頂の中心部を押さえる。

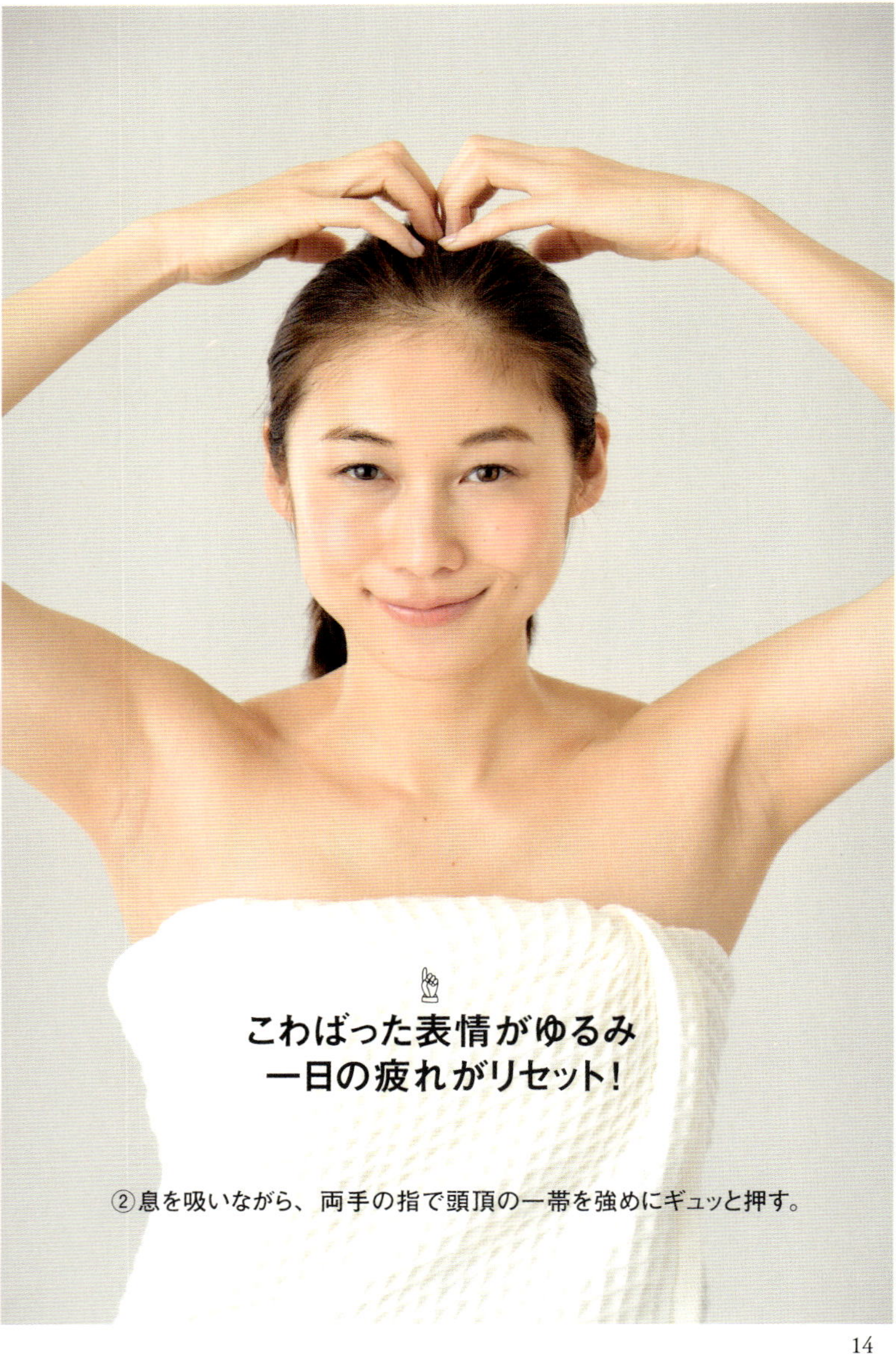

こわばった表情がゆるみ
一日の疲れがリセット！

②息を吸いながら、両手の指で頭頂の一帯を強めにギュッと押す。

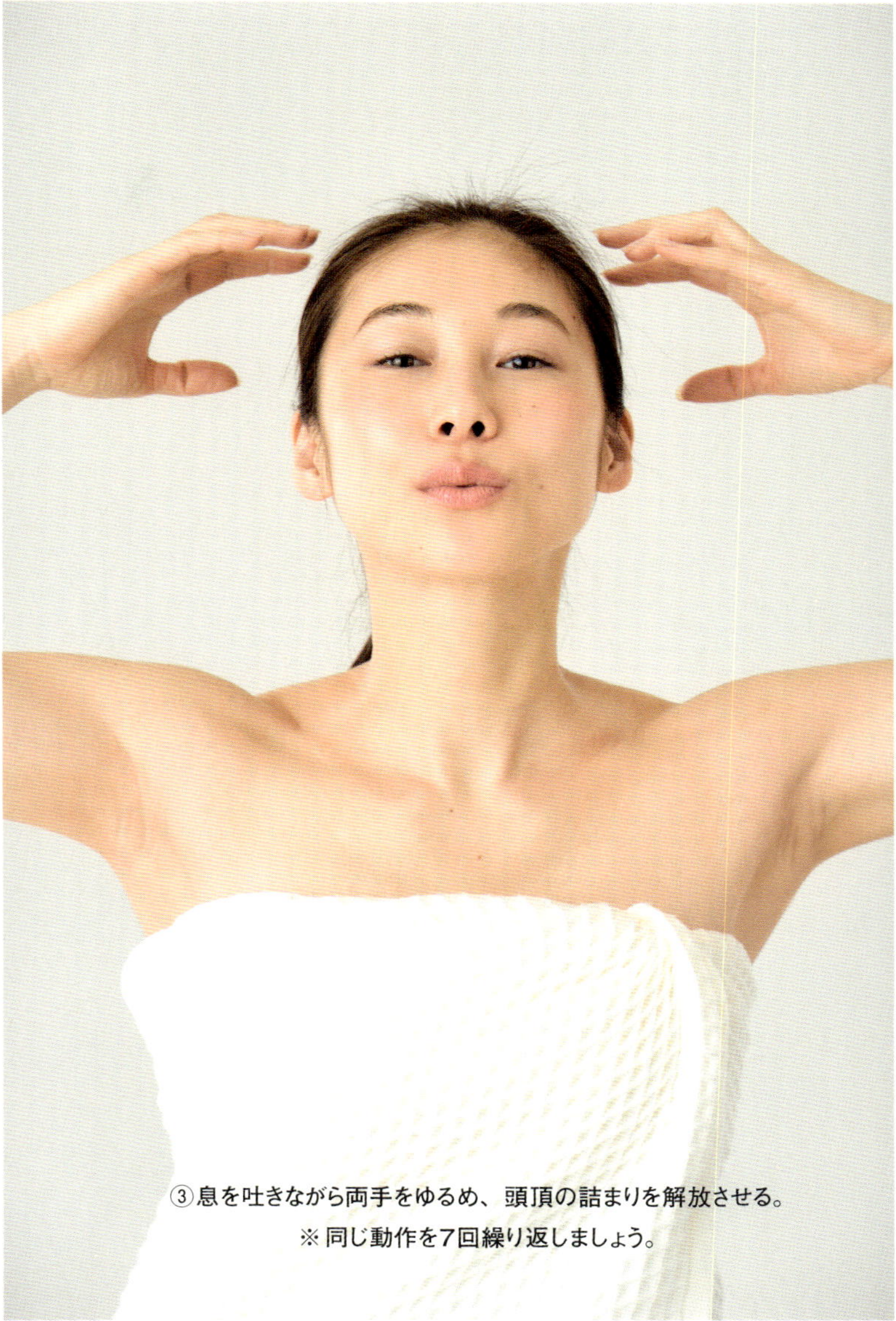

③息を吐きながら両手をゆるめ、頭頂の詰まりを解放させる。
※同じ動作を7回繰り返しましょう。

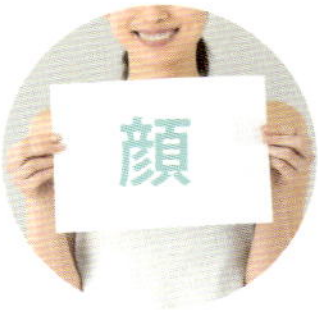

三叉《さんさ》神経ほぐし

顔の感覚を支配している三叉神経の3つのポイント（下記参照）をやさしくほぐすとリンパが活性化し、むくみも改善。親指と小指を使うと無駄な力が入りすぎず、適度な力でマッサージできます。

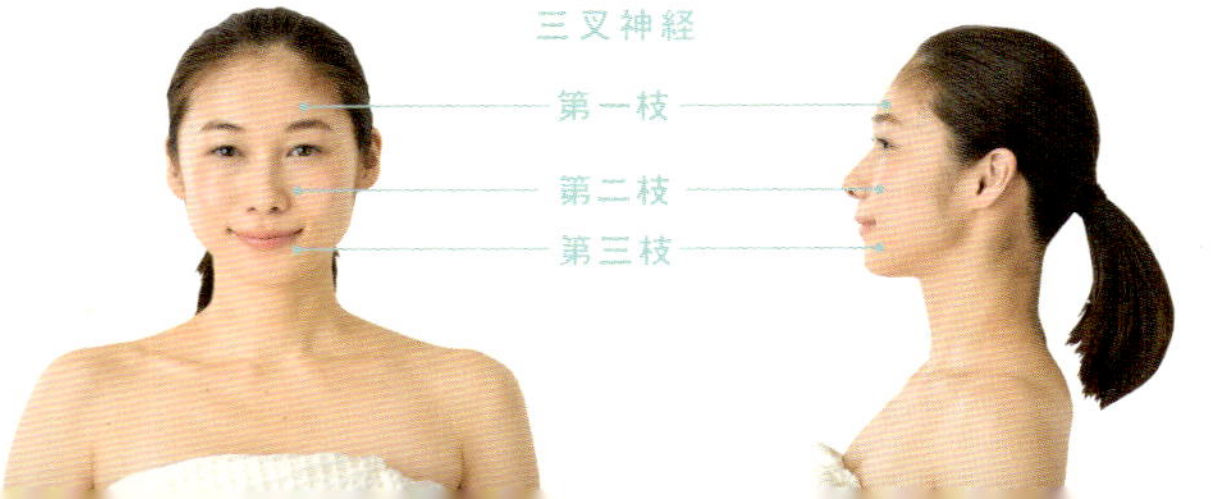

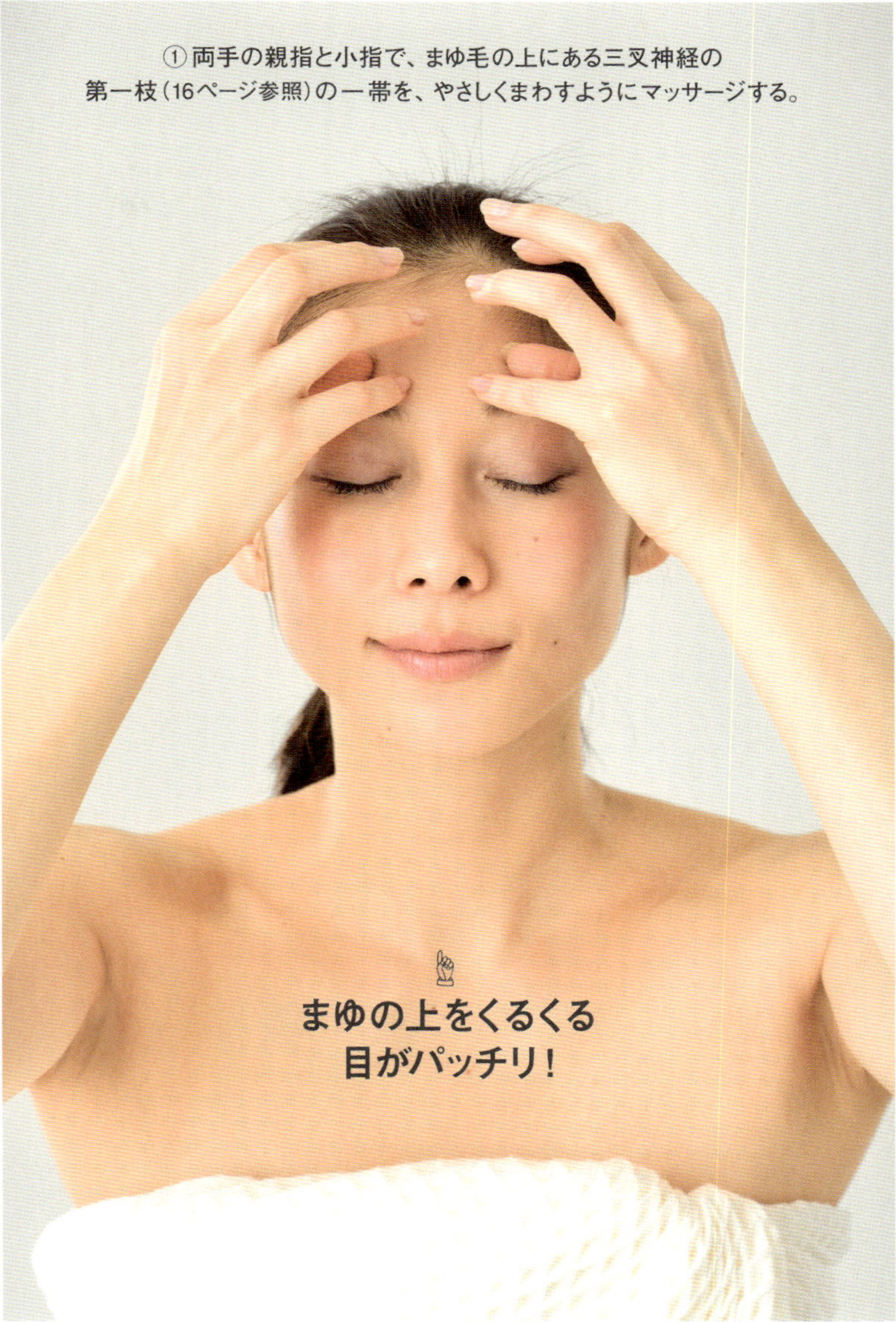
①両手の親指と小指で、まゆ毛の上にある三叉神経の
第一枝（16ページ参照）の一帯を、やさしくまわすようにマッサージする。
まゆの上をくるくる
目がパッチリ！

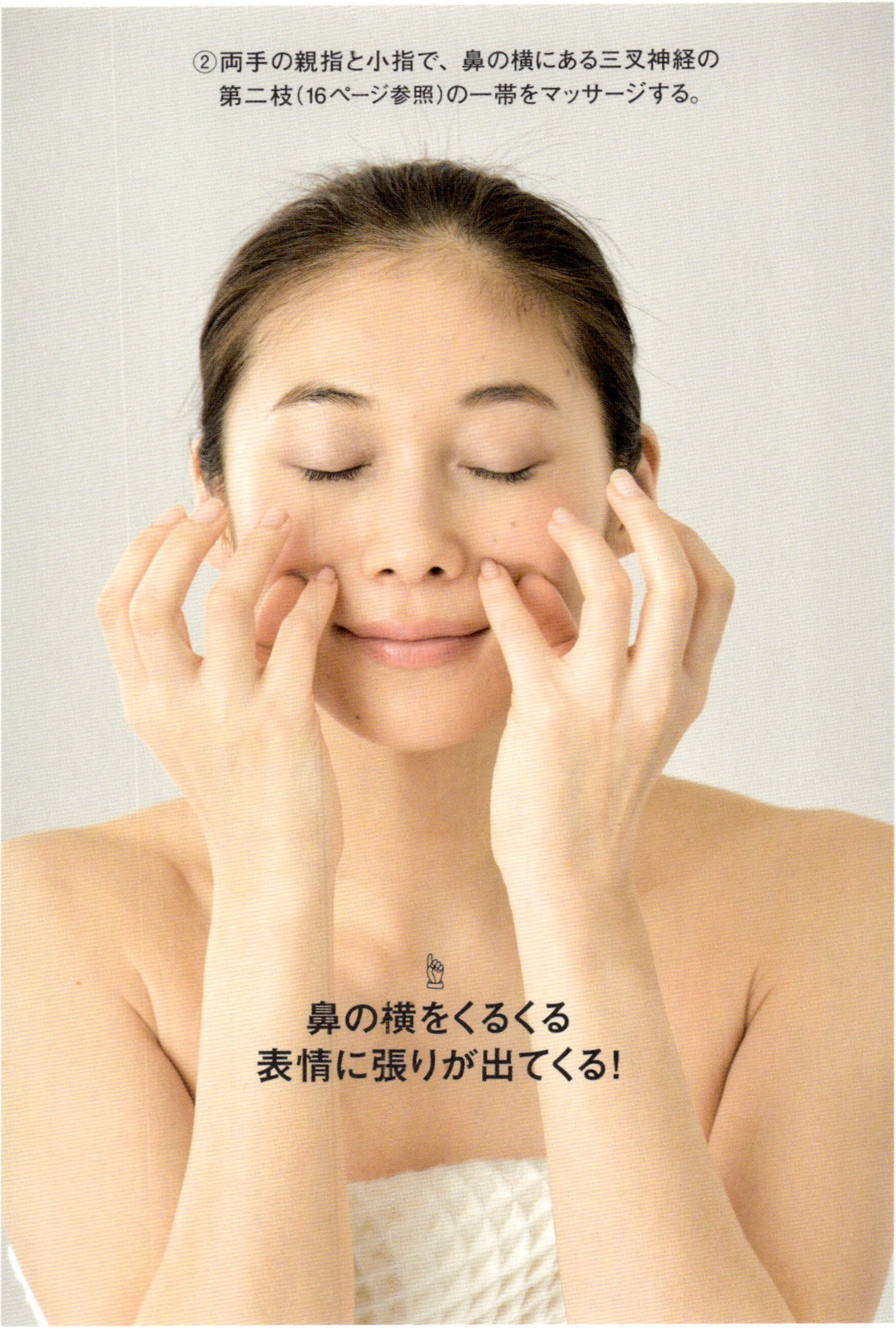

②両手の親指と小指で、鼻の横にある三叉神経の第二枝（16ページ参照）の一帯をマッサージする。

鼻の横をくるくる
表情に張りが出てくる！

③両手の親指と小指で、あごにある三叉神経の第三枝（16ページ参照）の一帯をマッサージする。

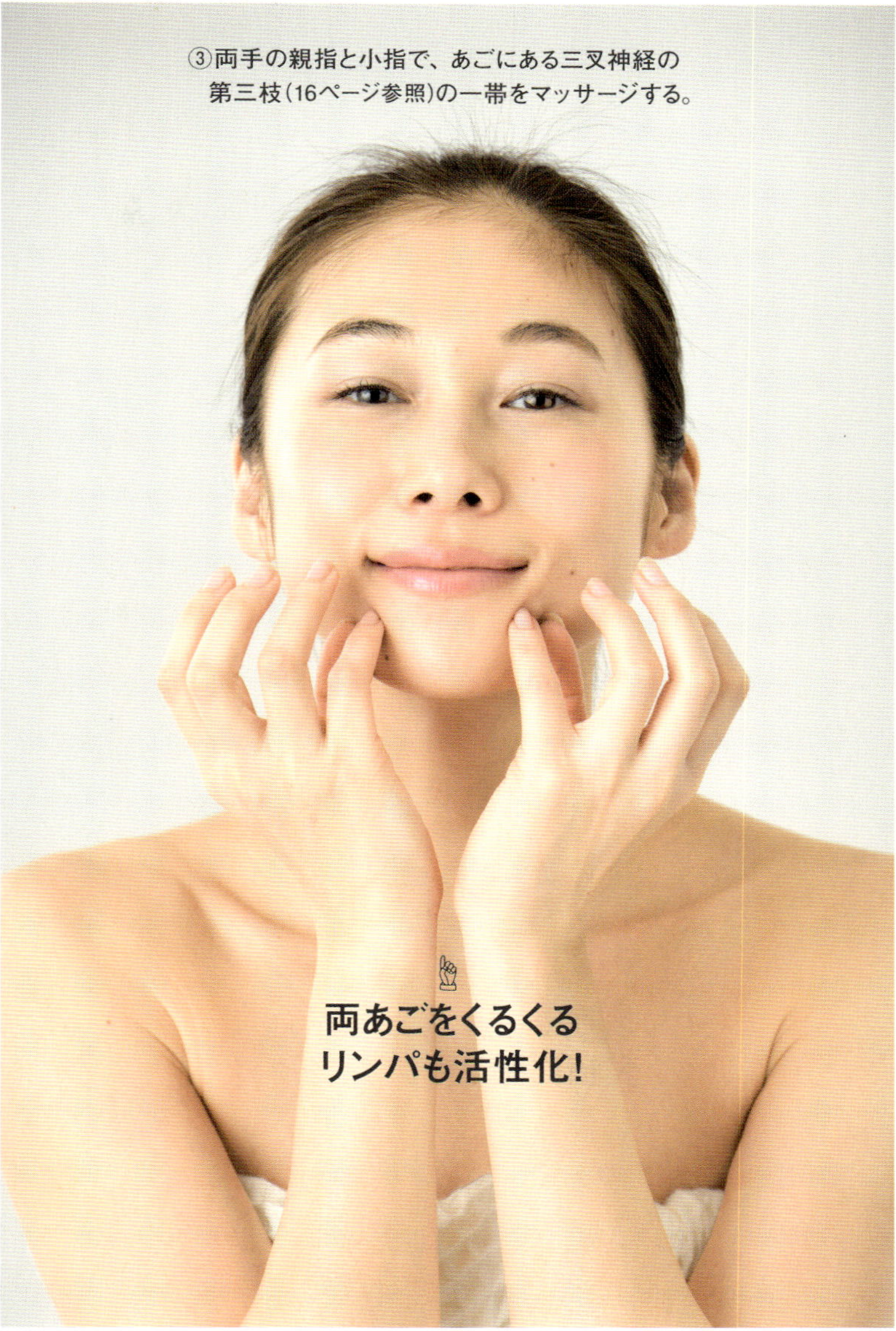

両あごをくるくる
リンパも活性化！

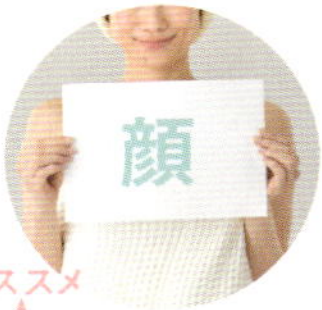

オススメ★

蝶形骨《ちょうけいこつ》ストレッチ①

「小顔」を実現させる最大のポイントが、顔の中心部にある蝶形骨。骨ストレッチ流のほぐし方でこの骨をゆるめていくと、短時間で目もとがスッキリ、顔全体のゆがみが自然と改善されていきます。

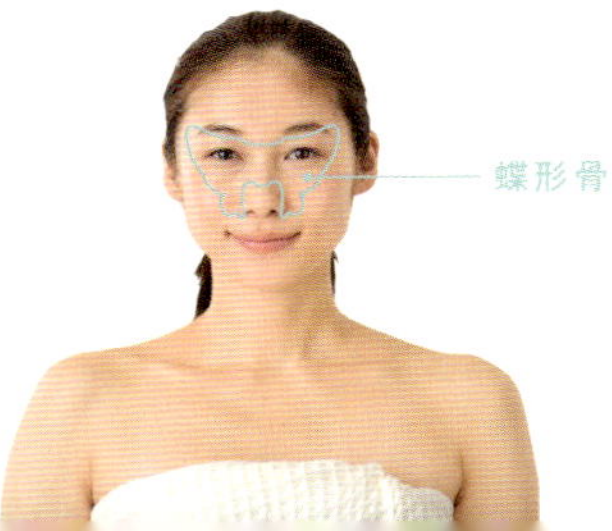

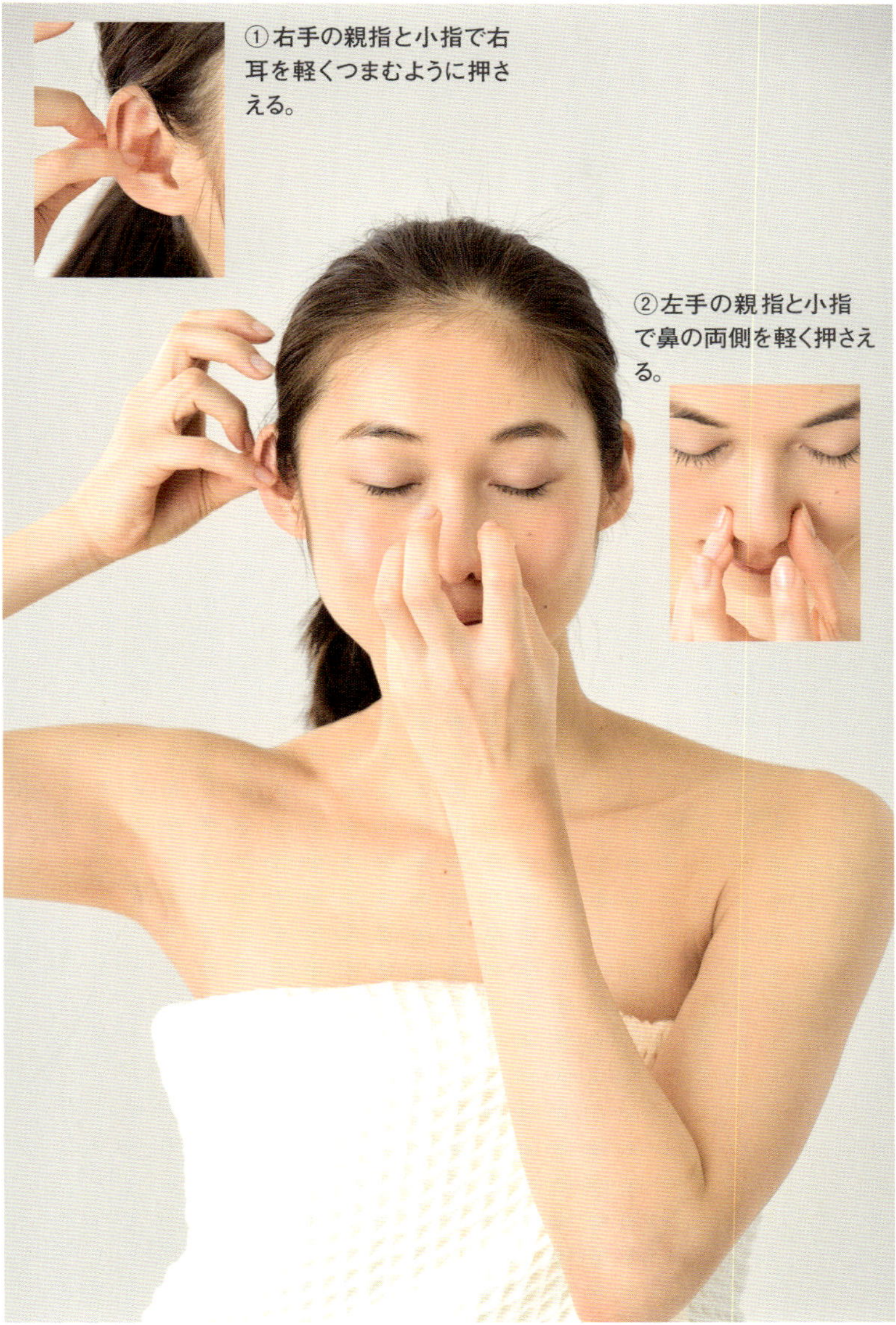

①右手の親指と小指で右耳を軽くつまむように押さえる。

②左手の親指と小指で鼻の両側を軽く押さえる。

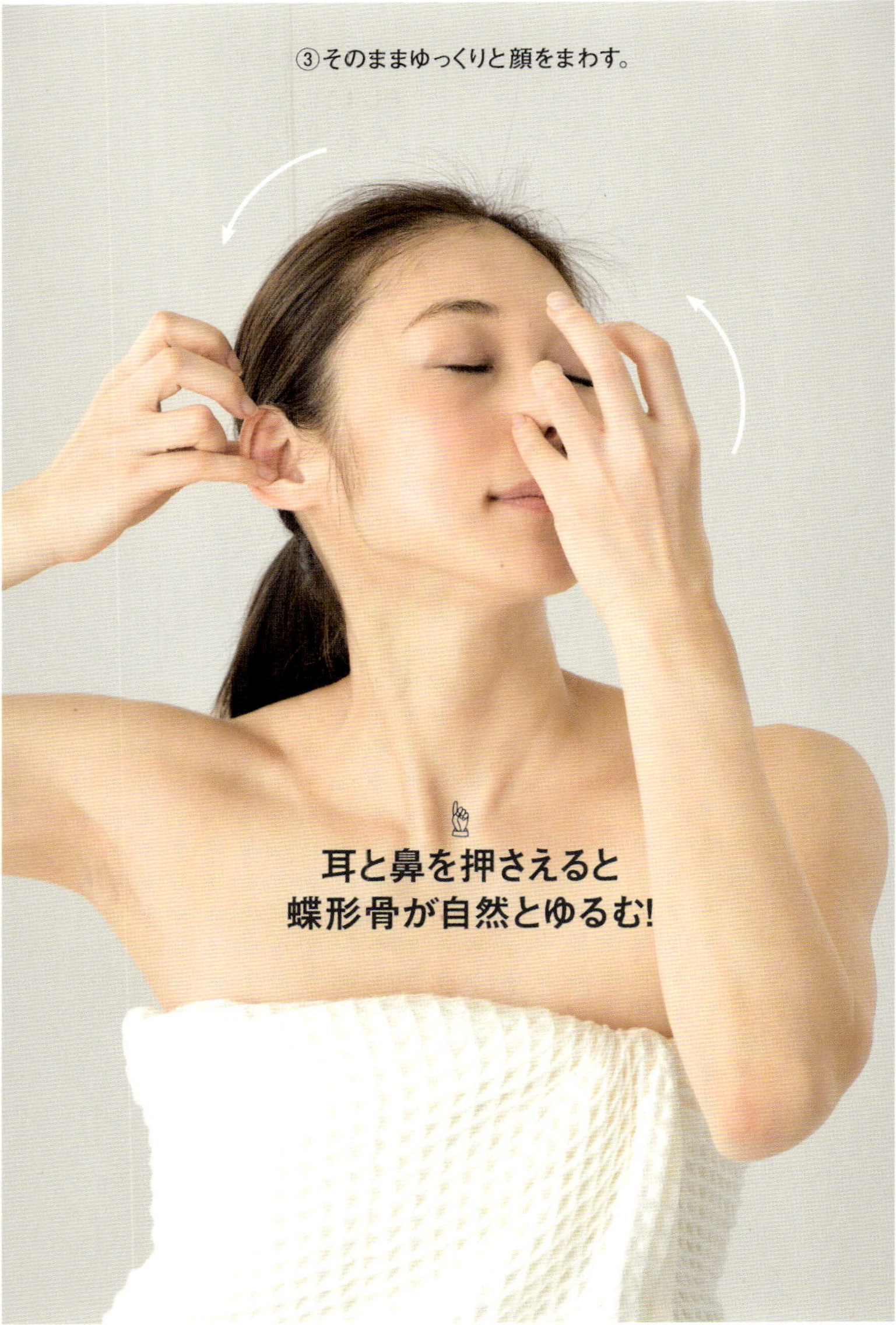

③そのままゆっくりと顔をまわす。

耳と鼻を押さえると
蝶形骨が自然とゆるむ!

④同じ要領で反対側にゆっくりと顔をまわす。

※それぞれ7回が目安。手を替えて同じように行ってください。

※一度にあまりまわしすぎないこと。

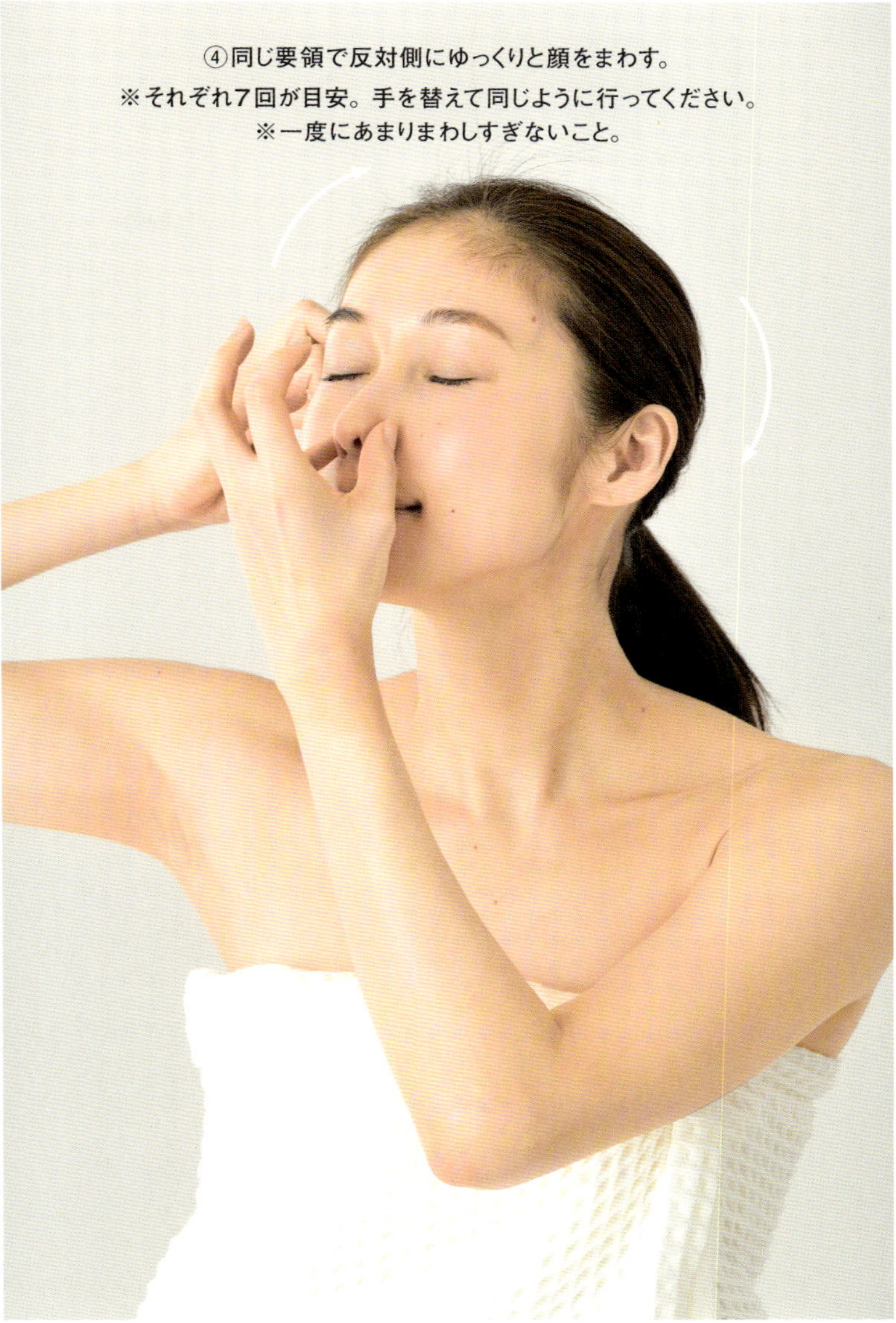

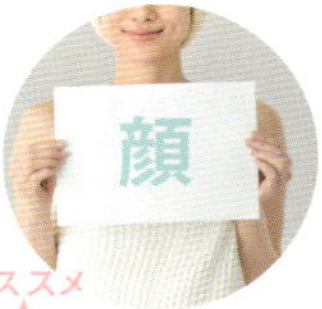

オススメ★

蝶形骨《ちょうけいこつ》ストレッチ②

もう一つおすすめしたいのが、「蝶形骨ストレッチ」の応用編。蝶形骨に加え、首筋にある胸《きょう》鎖《さ》乳突筋《にゅうとつきん》が刺激されるため、顔や首のたるみが改善。顔が引き締まり、小顔効果がさらに高まります。

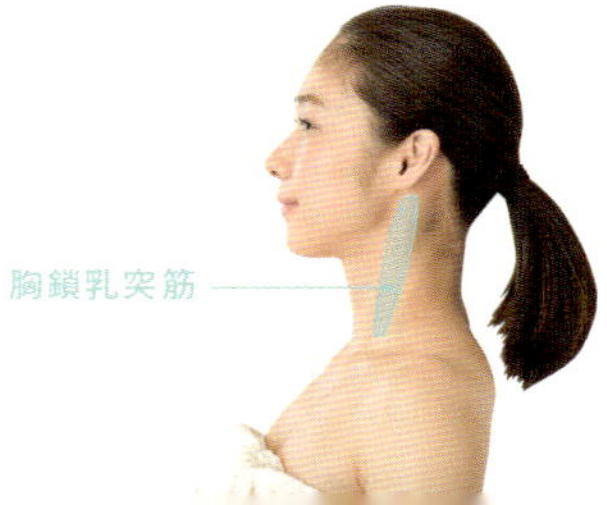

①右手の親指と小指で右耳を押さえる。
②左手の親指と小指であごを押さえる。

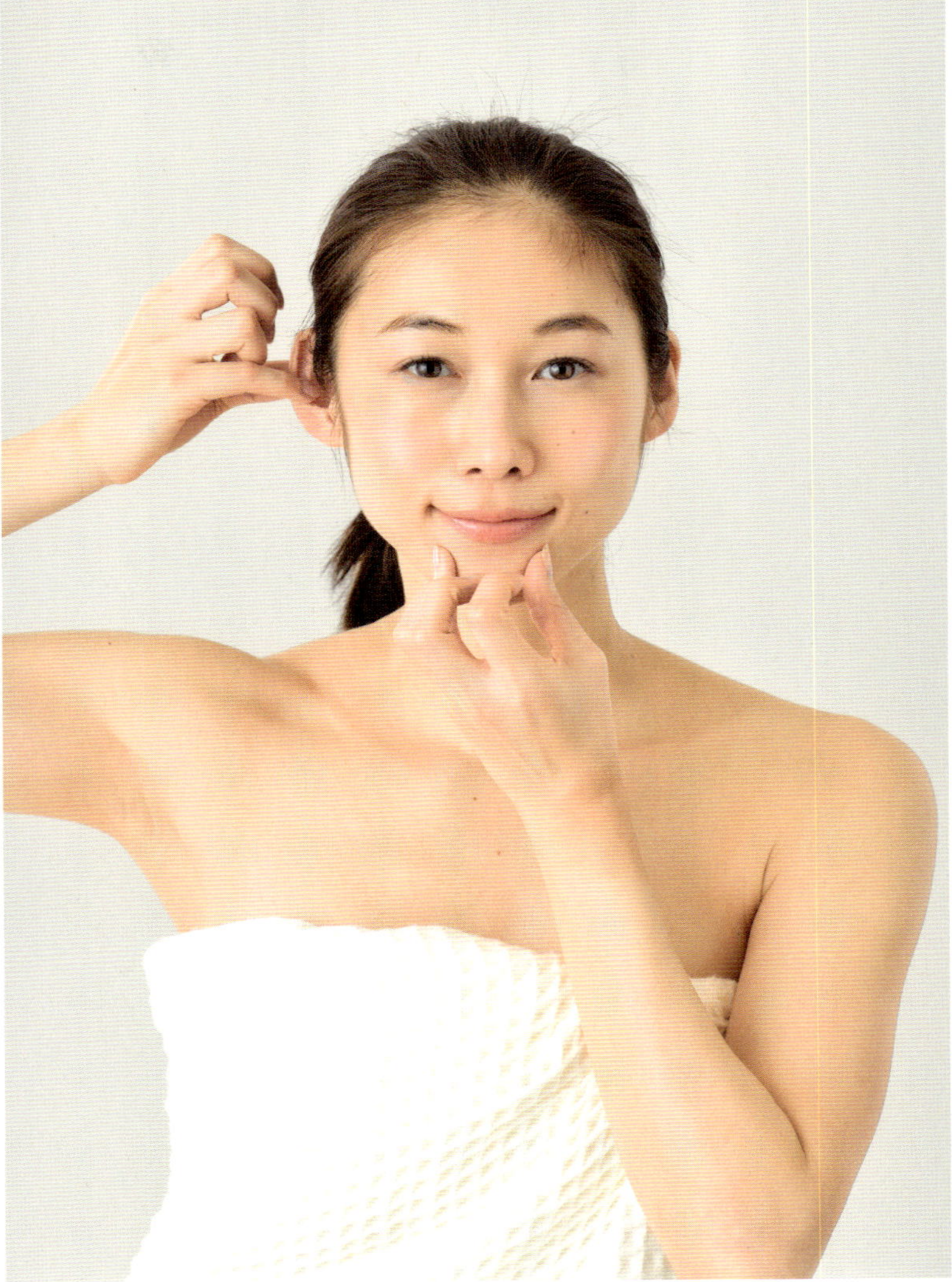

③体は正面に向けたまま、首を左にひねる。

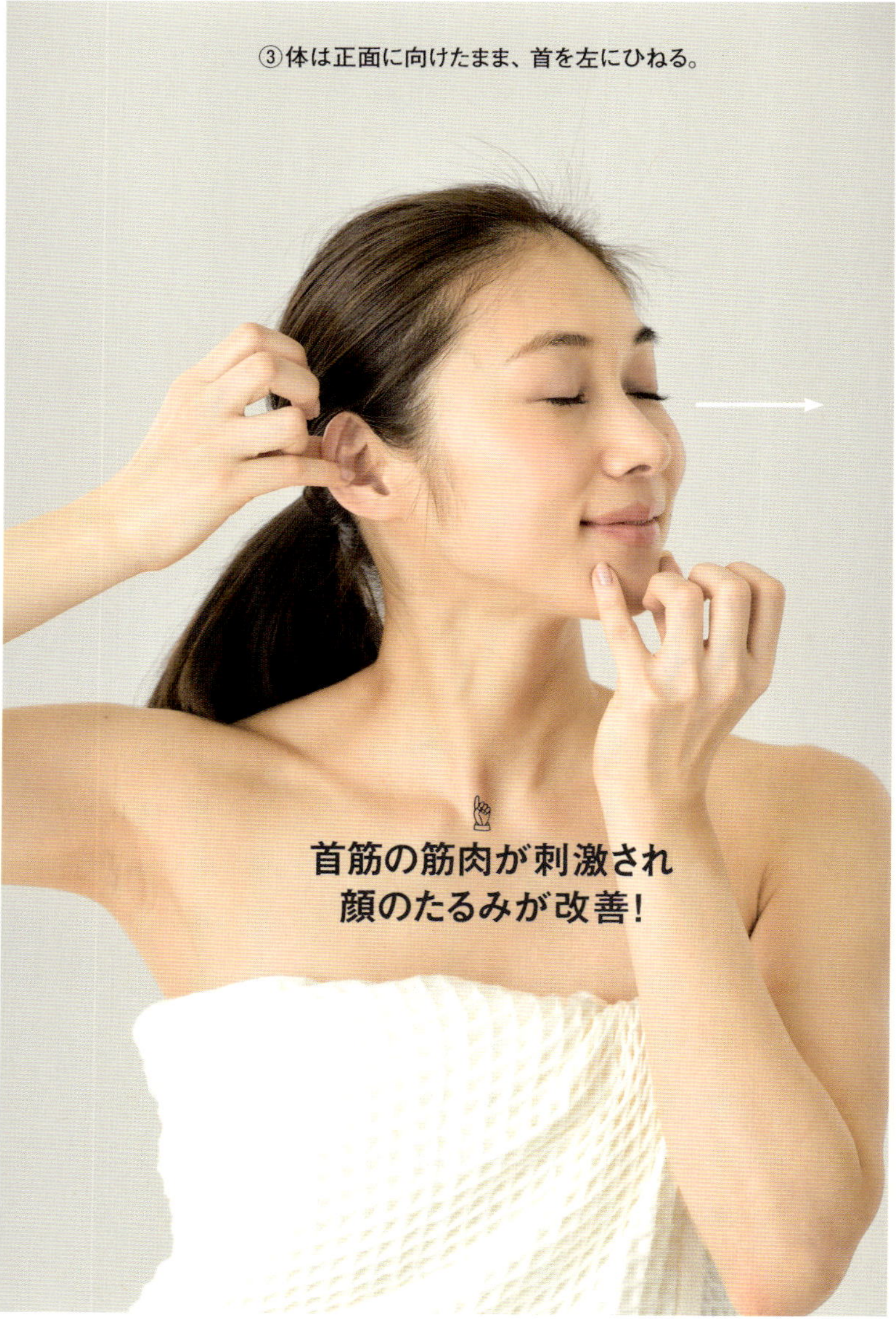

首筋の筋肉が刺激され
顔のたるみが改善!

④反対側も同様に、左手の親指と小指で左耳を、
右手の親指と小指であごを押さえ、体は正面に向けたまま首を右にひねる。

※ 体も一緒にねじってしまわないこと。
※それぞれ7回を目安に行ってください。

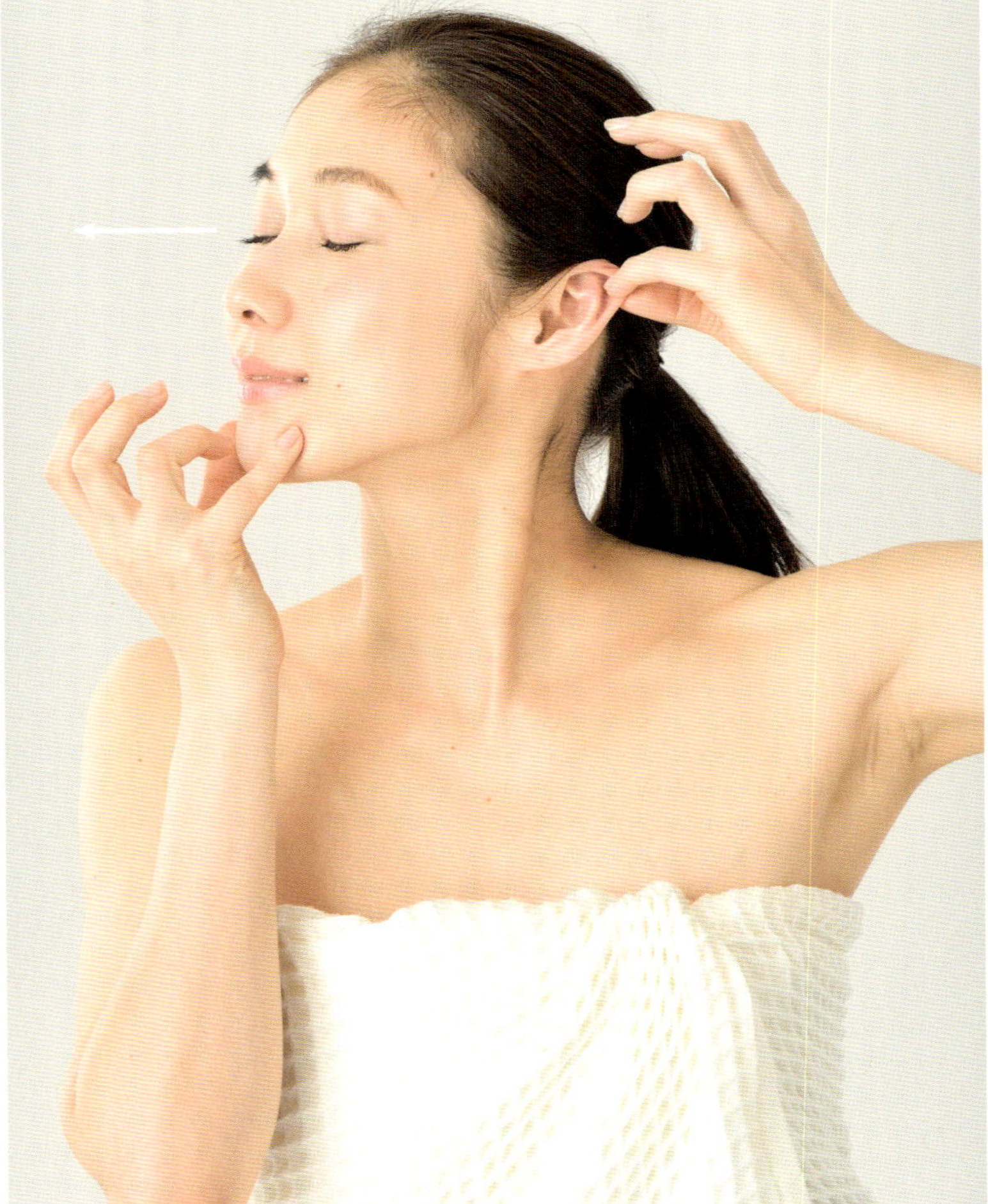

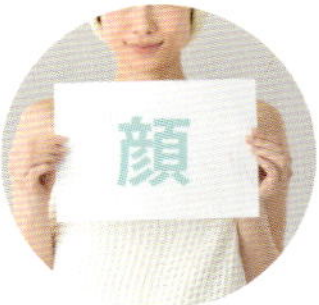

耳まわりストレッチ

「三叉神経ほぐし」(16〜19ページ参照)でリンパ活性をうながしたら、耳のまわりにある頭蓋骨のつなぎ目も刺激しましょう。この一帯もリンパが集まっているため、老廃物の排出がスムーズになります。

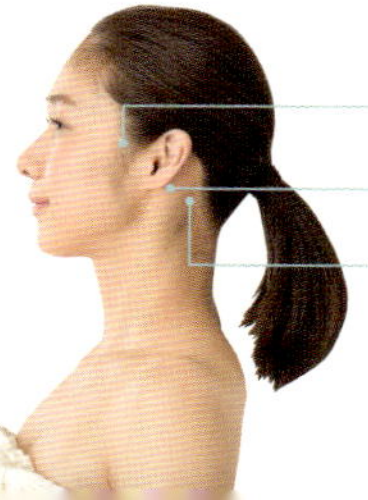

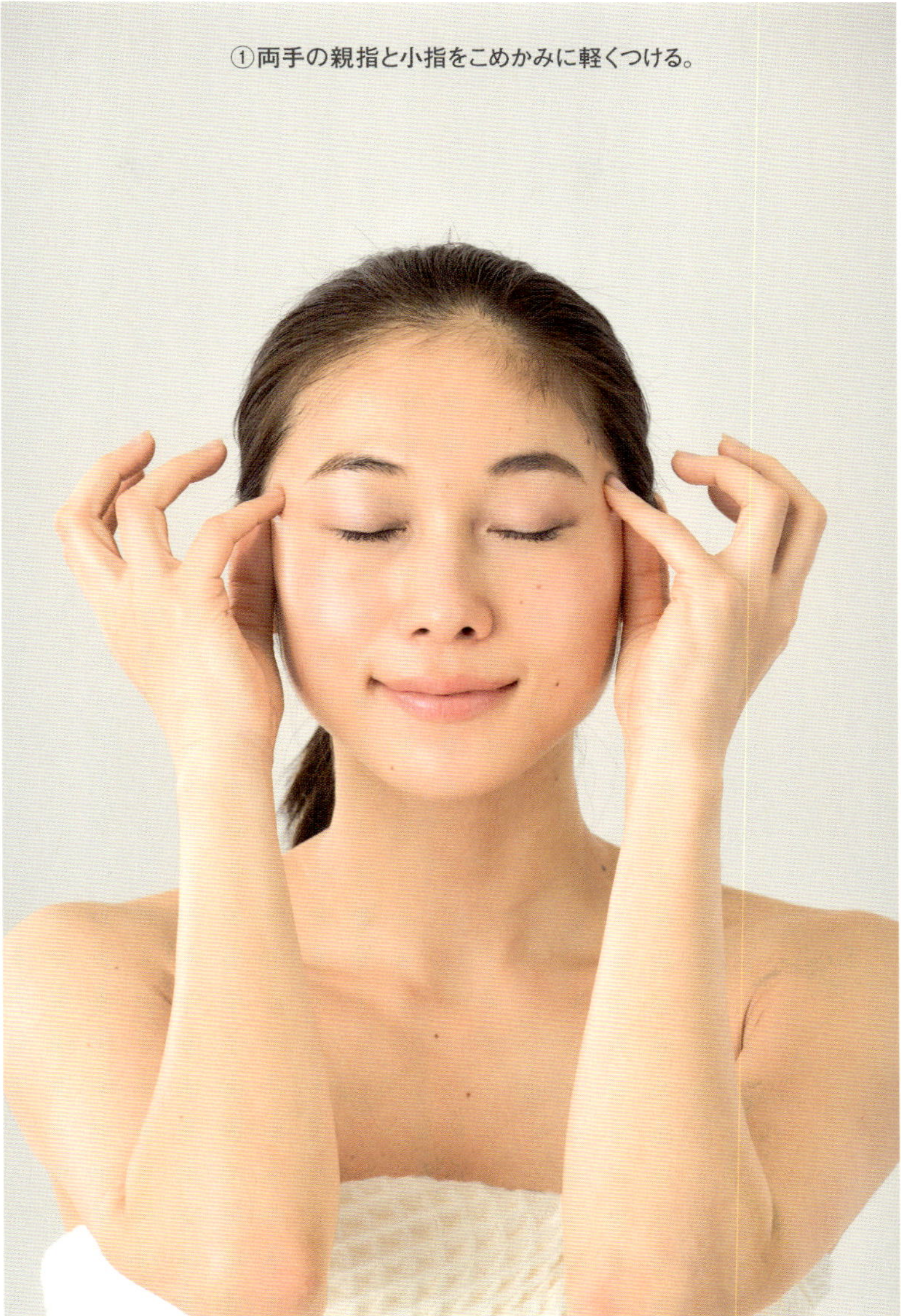

①両手の親指と小指をこめかみに軽くつける。

②そのまま耳の上からうなじへと、髪をかき分けるように7回ほどマッサージする。

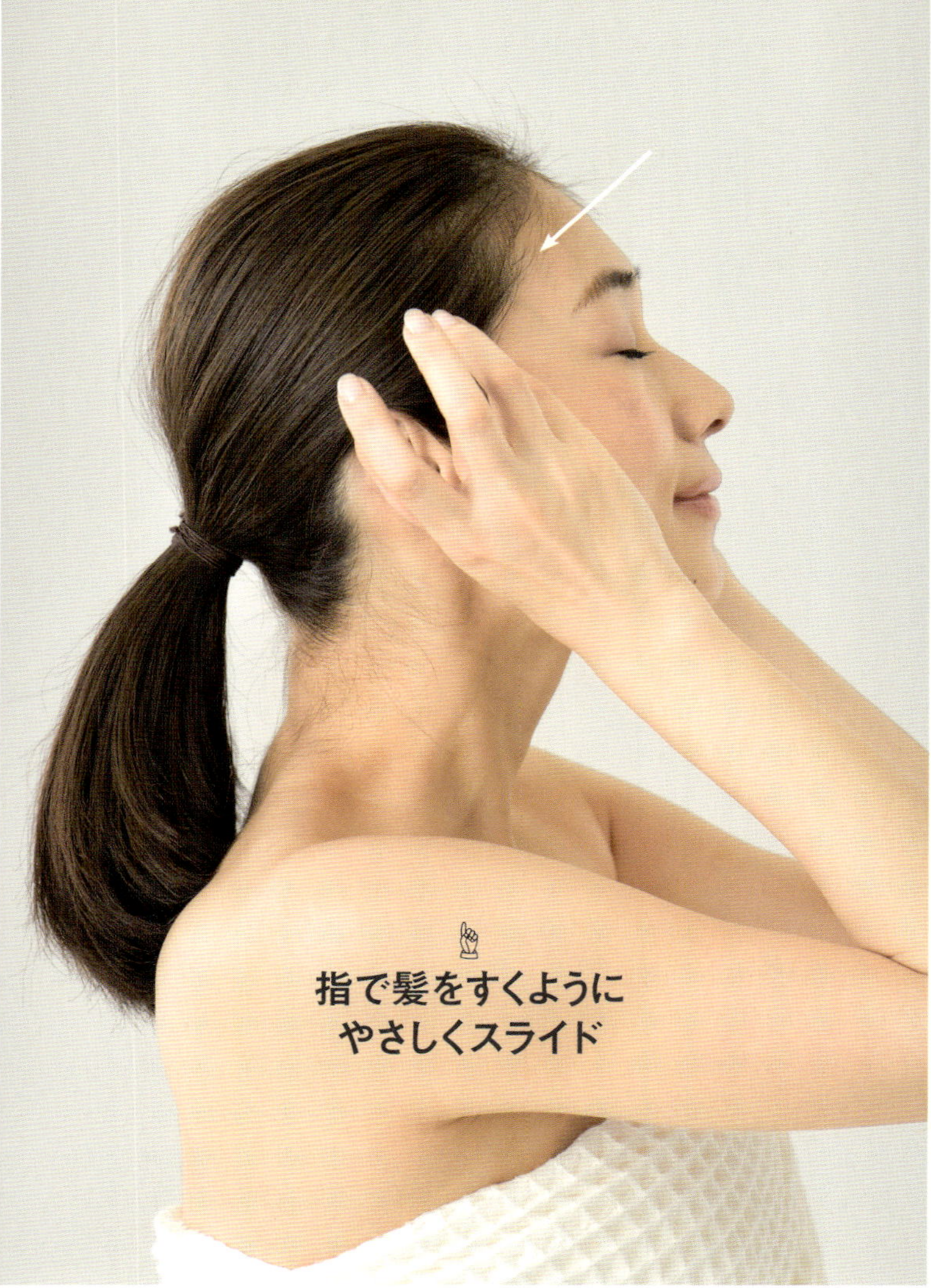

顔から首にかけてリンパ節が密集しています。

「耳まわりストレッチ」や「蝶形骨ストレッチ②」

(24～27ページ参照)はリンパ活性に最適なメソッドです。

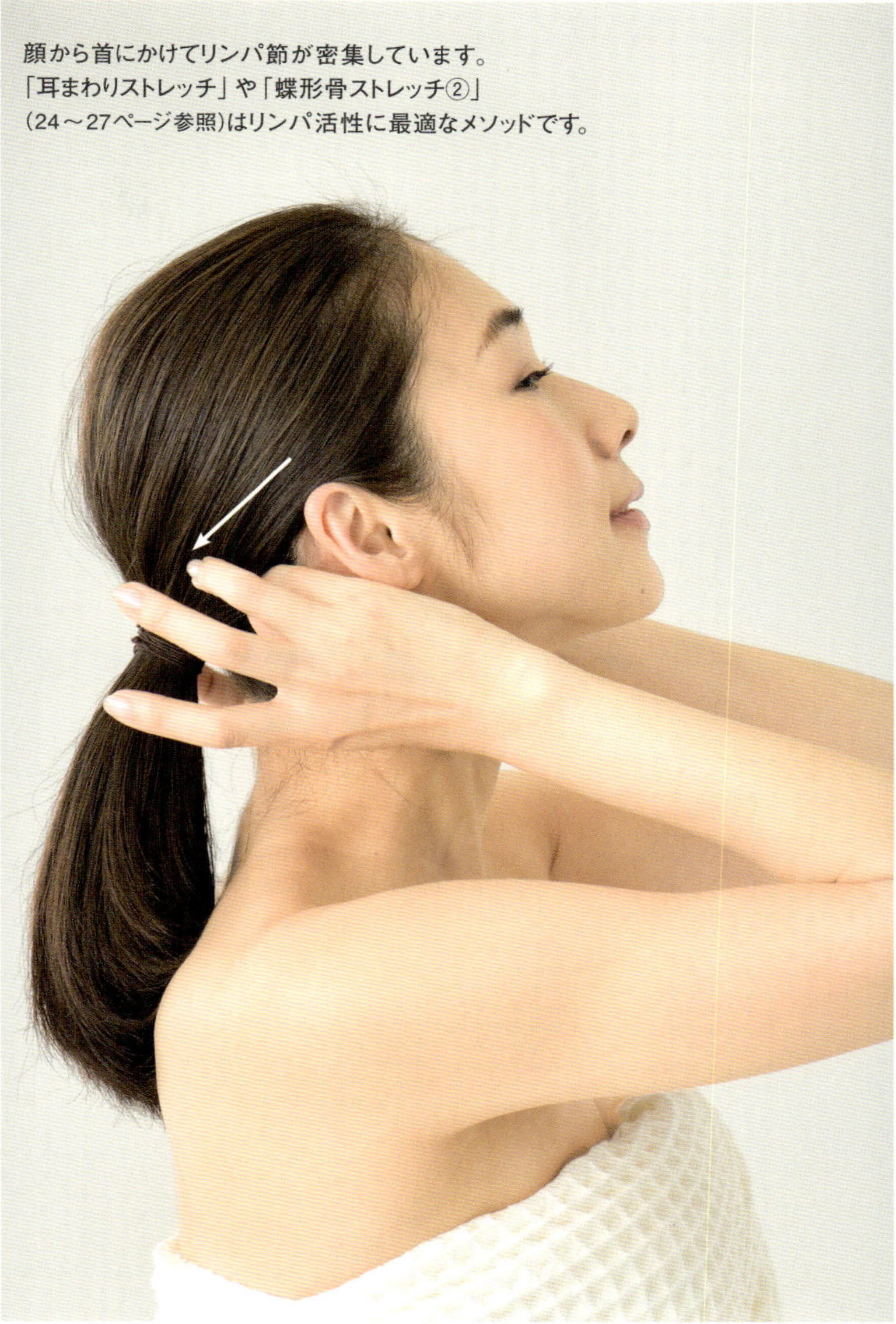

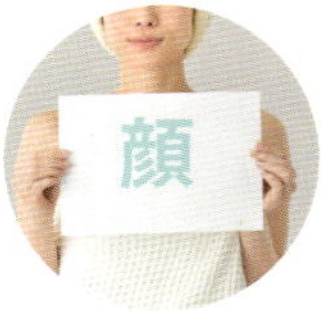

ほお骨ストレッチ

「小顔メソッド」の仕上げに、ほお骨の一帯を親指と小指でマッサージし、美肌効果をアップさせましょう。下から上へ刺激することでほおのたるみをリフトアップ。リンパ活性により、肌が若返ります。

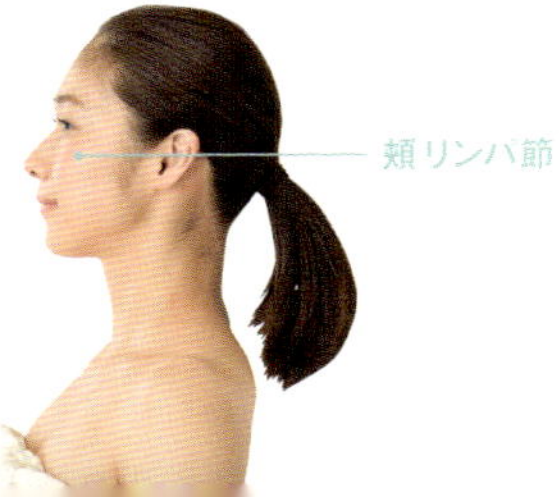

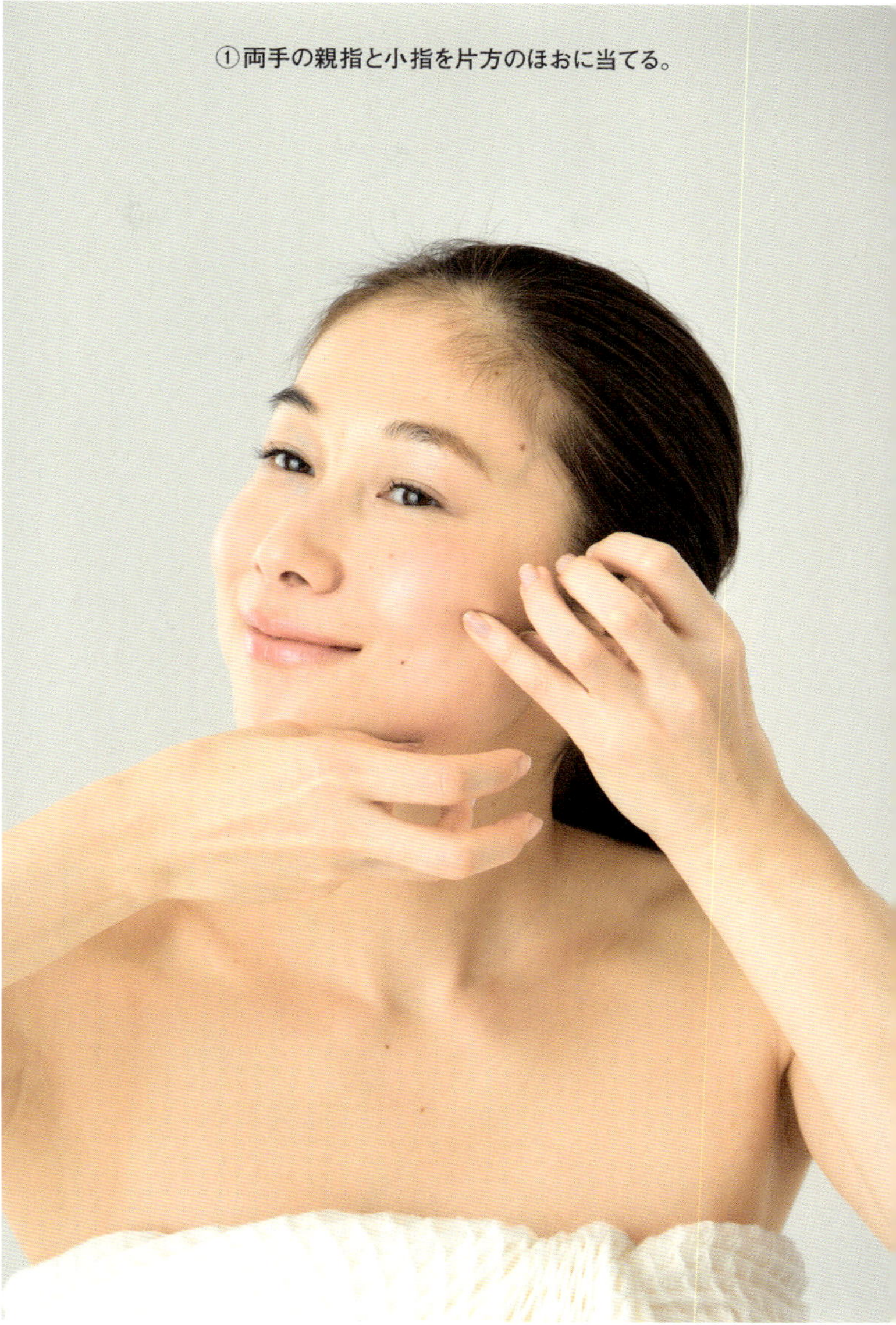

①両手の親指と小指を片方のほおに当てる。

②そのまま下から上へマッサージする。

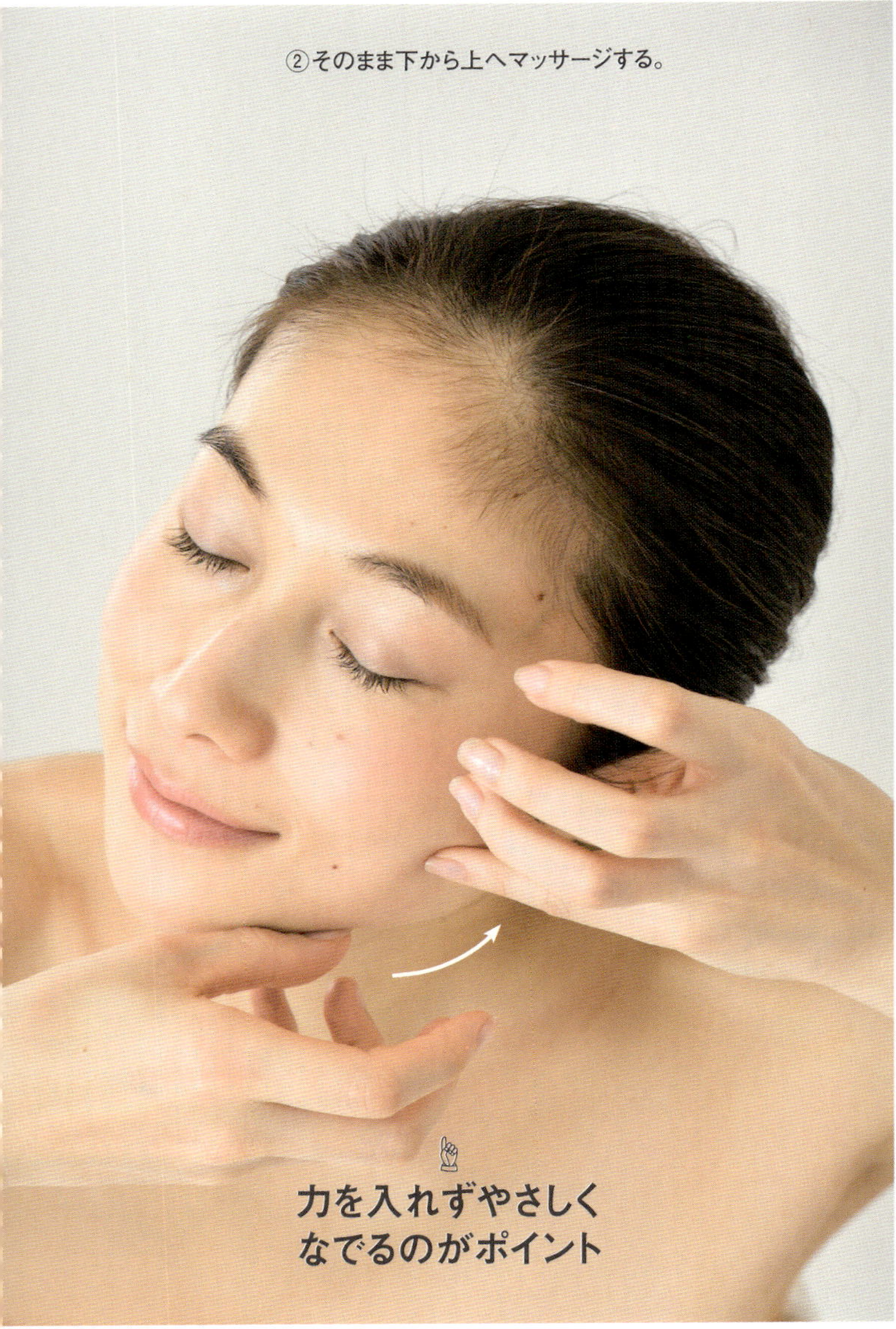

力を入れずやさしく
なでるのがポイント

③反対側のほおも同様に、下から上へマッサージする。
※7回を1セットに、それぞれのほおを刺激してください。

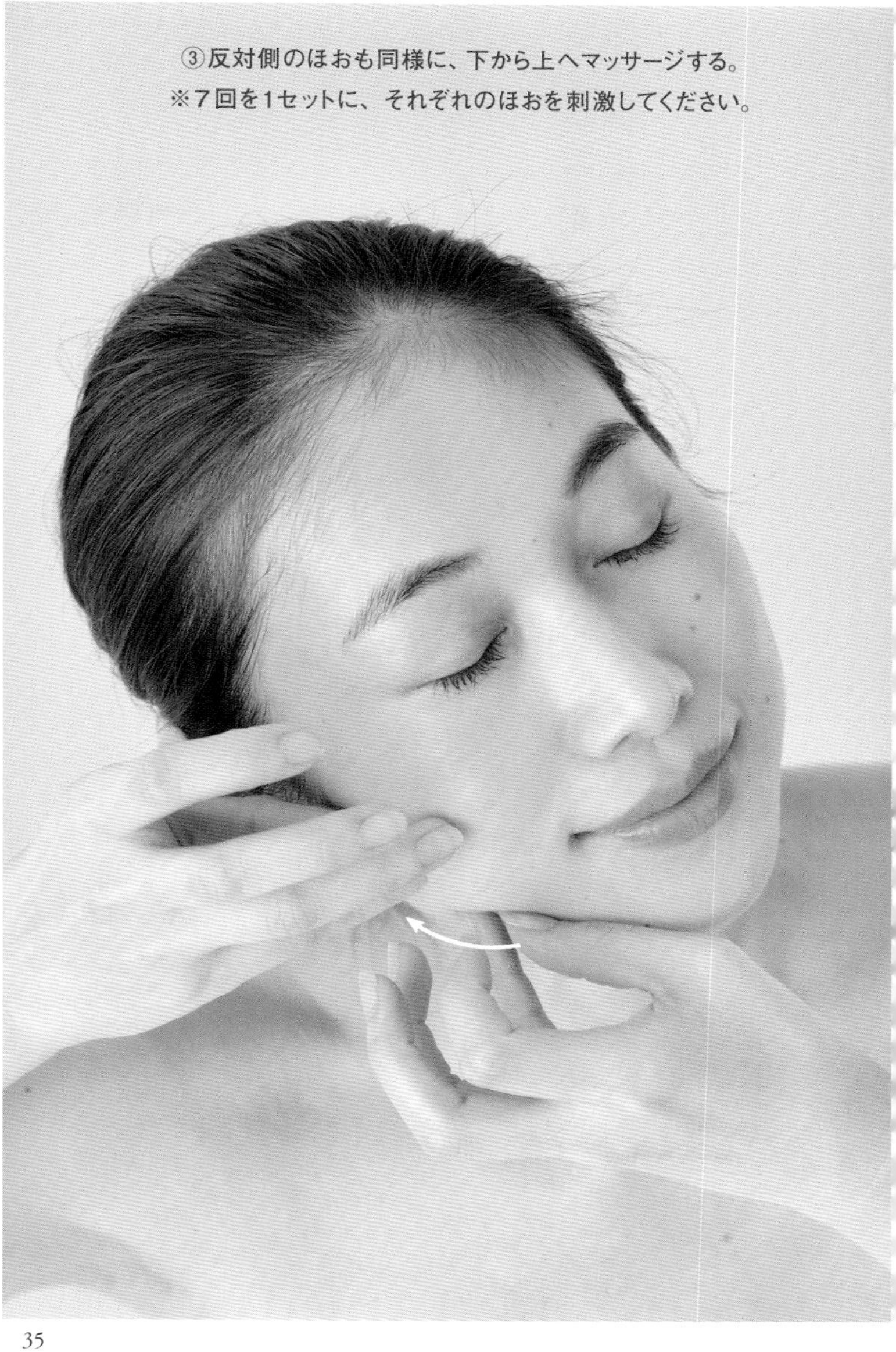

Chapter
2

ウエスト

ウエストが短期間にサイズダウンできる驚きのメソッドを紹介！　体幹がパワフルに刺激されるため、無理なくくびれがつくれます。

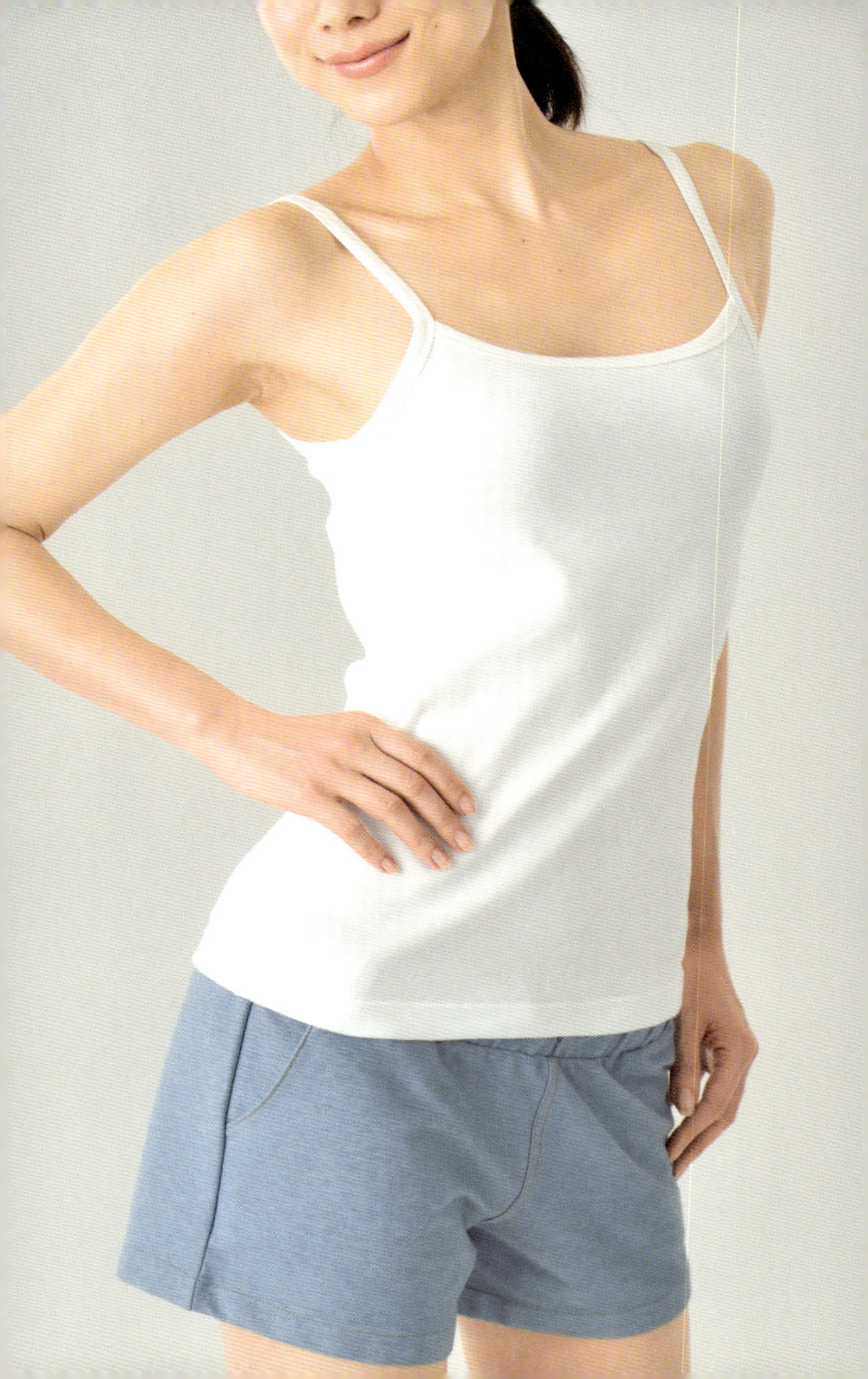

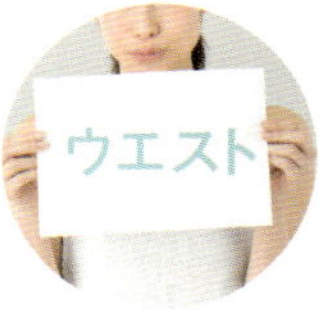

スライド式あばら伸ばし

ウエストのくびれをつくるカギは、体幹を効果的に刺激すること。まずは「スライド式あばら伸ばし」で、肋骨《ろっこつ》の一帯をほぐしましょう。脇腹の可動域が広がり、腰まわりの脂肪が燃焼されやすくなります。

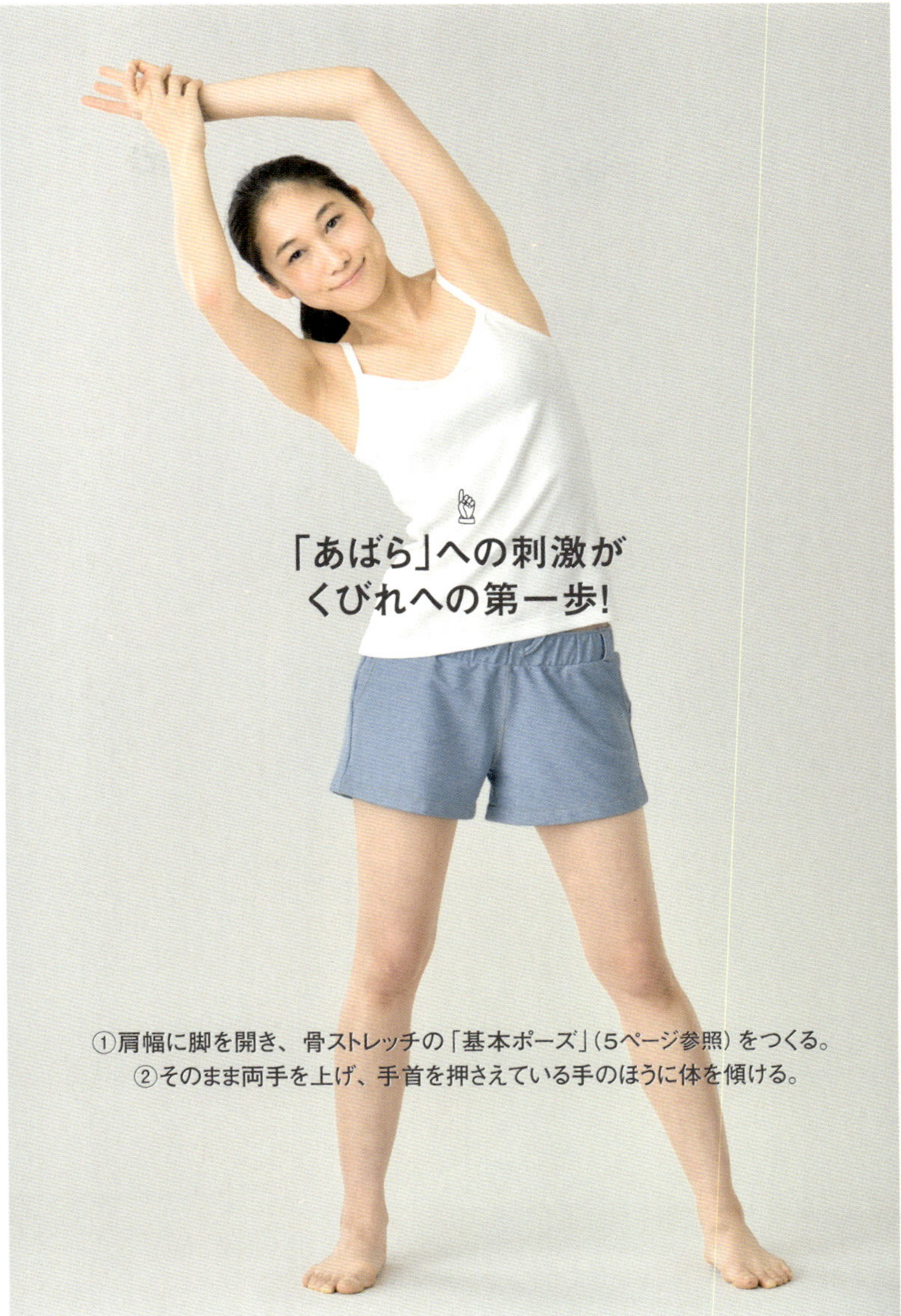

「あばら」への刺激が
くびれへの第一歩!

①肩幅に脚を開き、骨ストレッチの「基本ポーズ」(5ページ参照) をつくる。
②そのまま両手を上げ、手首を押さえている手のほうに体を傾ける。

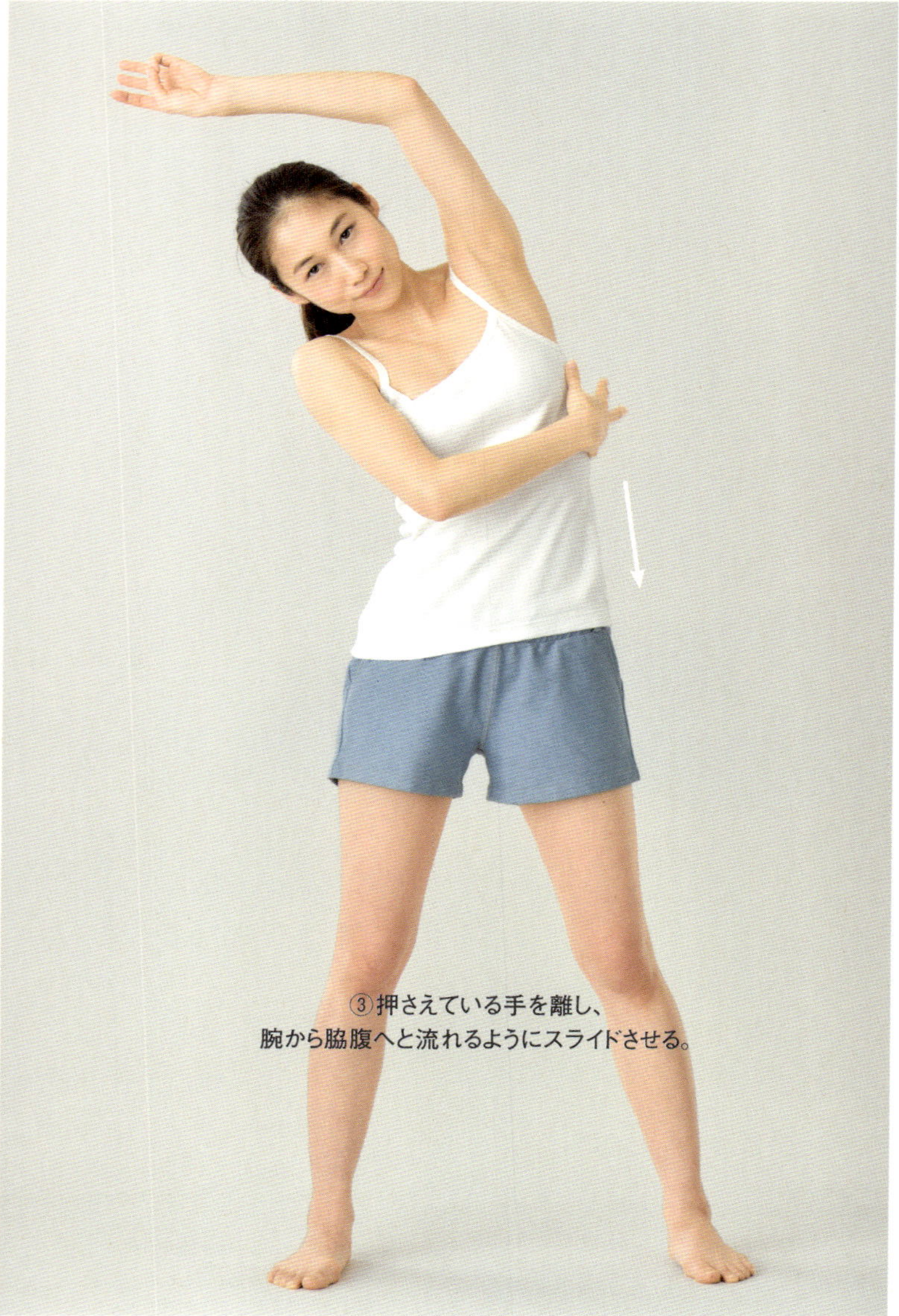
③押さえている手を離し、
腕から脇腹へと流れるようにスライドさせる。

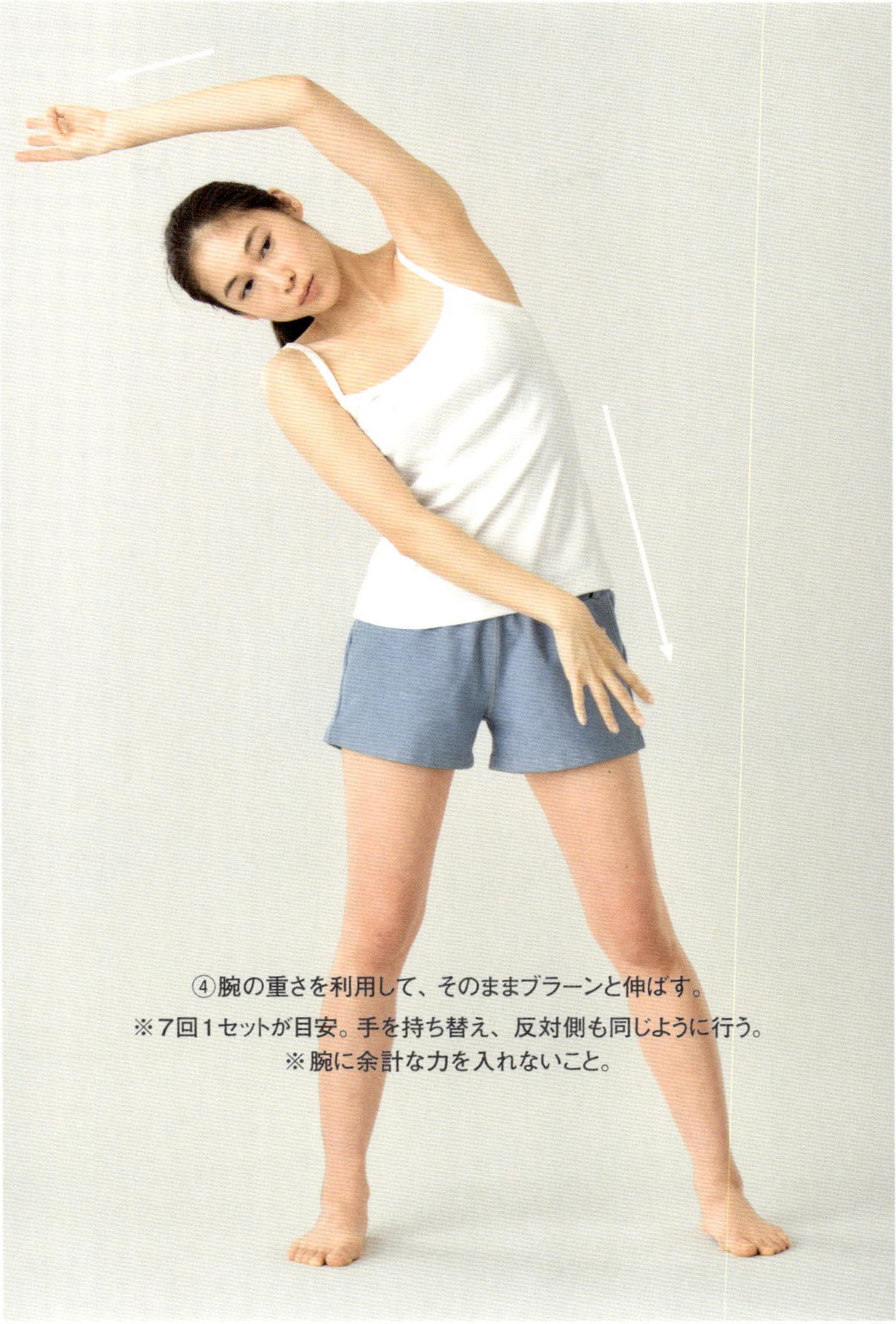

④腕の重さを利用して、そのままブラーンと伸ばす。
※7回1セットが目安。手を持ち替え、反対側も同じように行う。
※腕に余計な力を入れないこと。

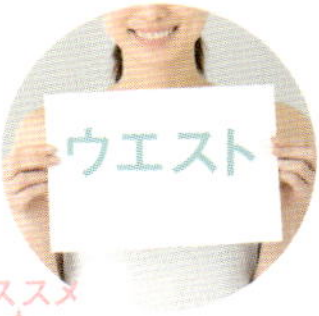

オススメ★

鎖《さ》骨《こつ》ひねり

ウエストのくびれを短期間でつくるイチ押しのメソッドが、「鎖骨ひねり」。通常のやり方でもくびれ効果は抜群ですが、「片脚ひねり」（45ページ参照）を取り入れると、刺激がさらにアップします。

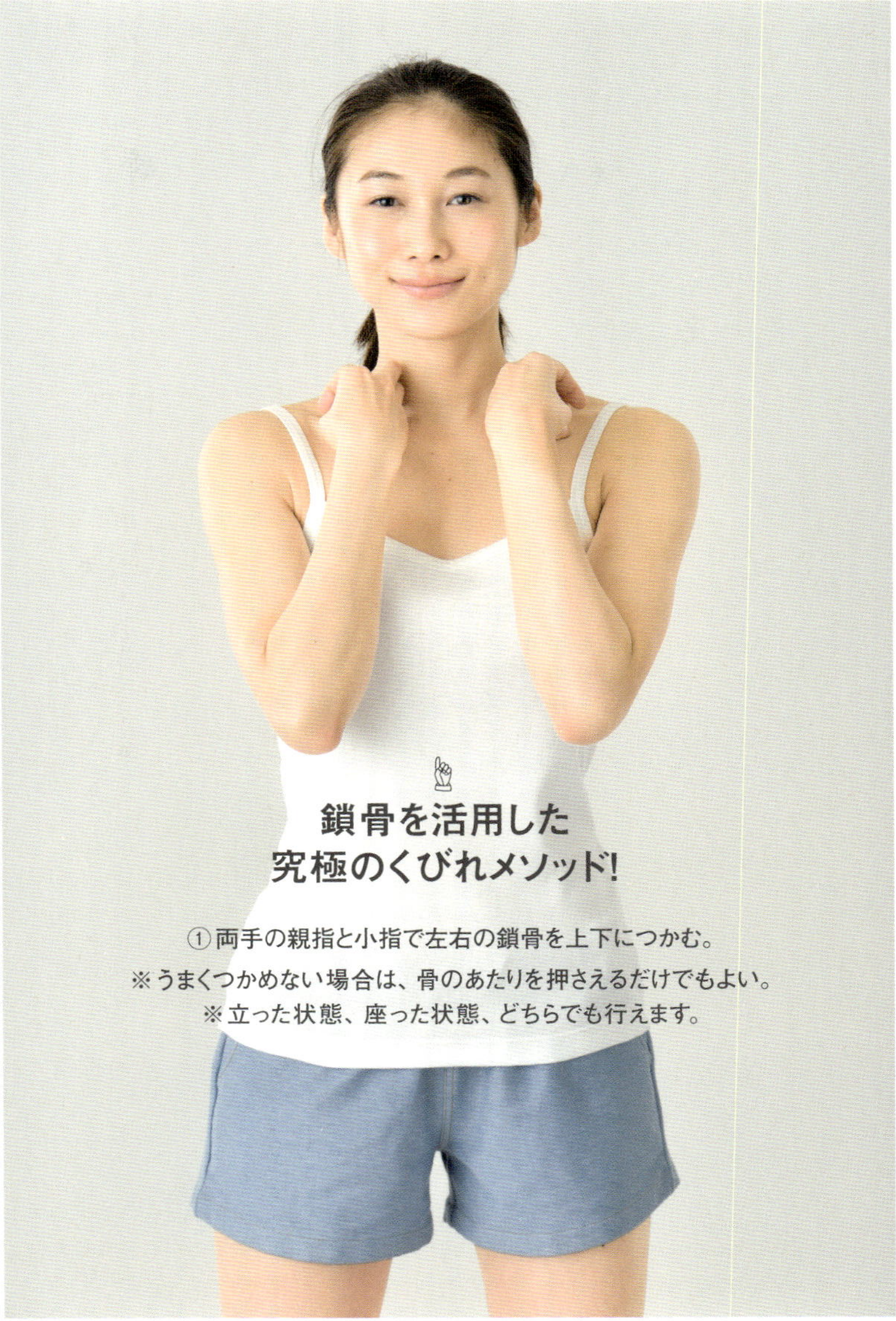

鎖骨を活用した
究極のくびれメソッド!

①両手の親指と小指で左右の鎖骨を上下につかむ。

※うまくつかめない場合は、骨のあたりを押さえるだけでもよい。

※立った状態、座った状態、どちらでも行えます。

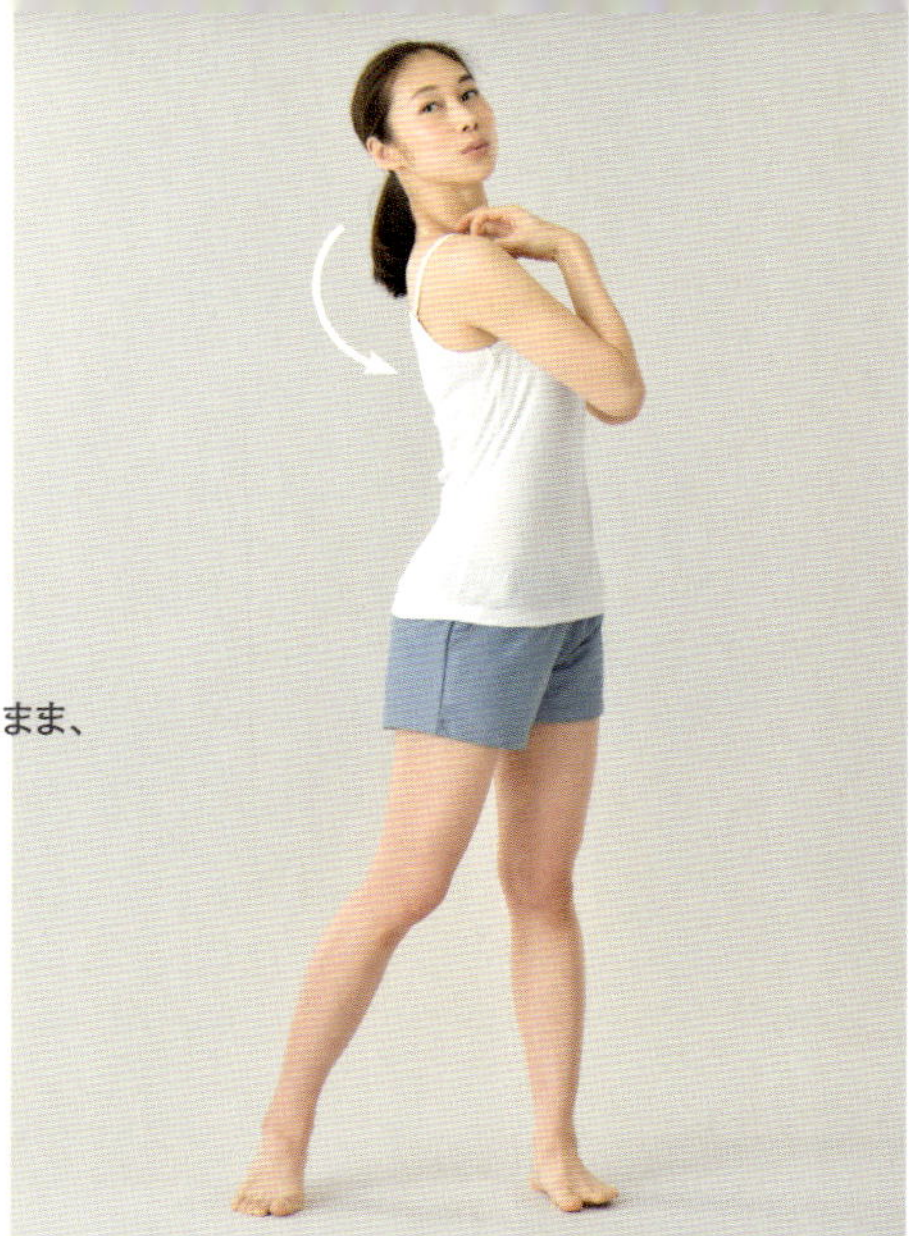

②顔は正面に向けたまま、
体を左にひねる。

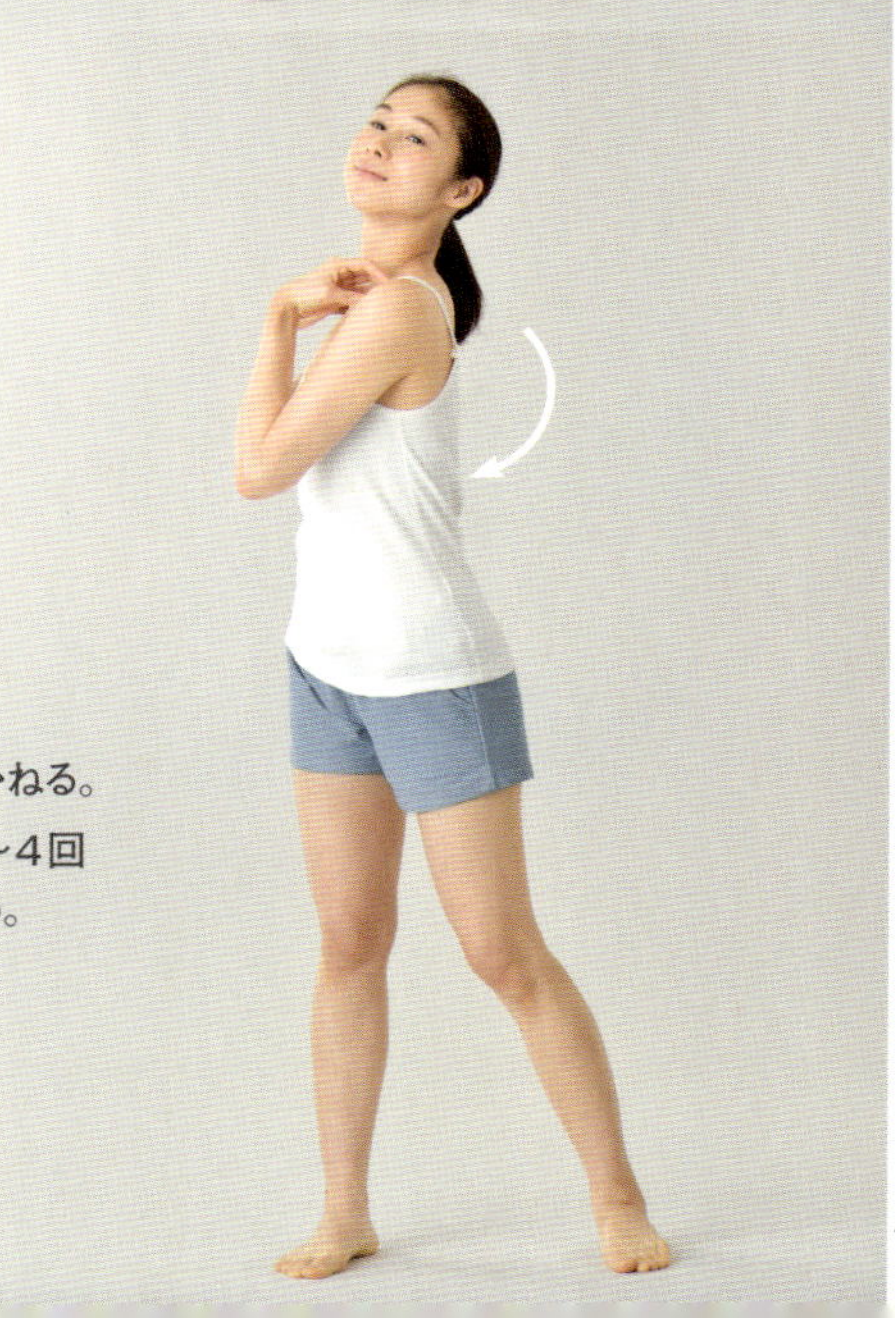

③同様に、体を右にひねる。

※7回を1セットに3〜4回
繰り返すのがおすすめ。

鎖骨ひねり（片脚ひねり）

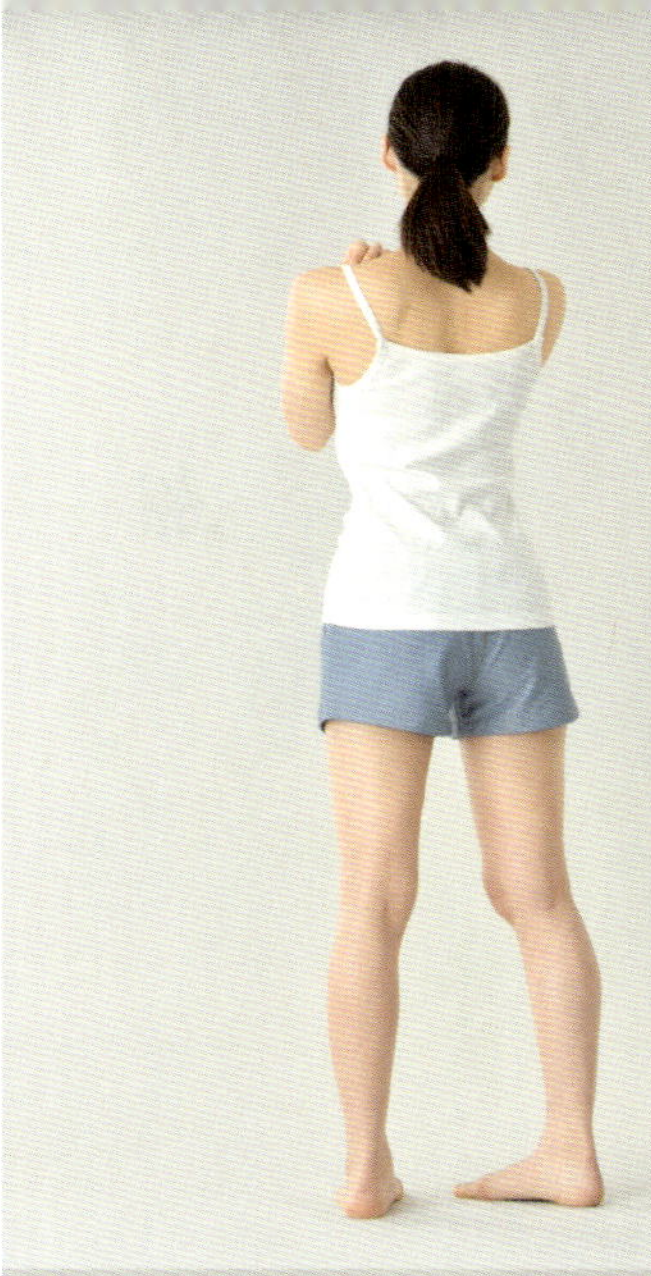

①立った状態で「鎖骨ひねり」のポーズ（43ページ参照）をとり、片方の足のつま先を90度内側に向ける。

※つらい場合は無理せず、曲げる角度を45度くらいにしてよい。

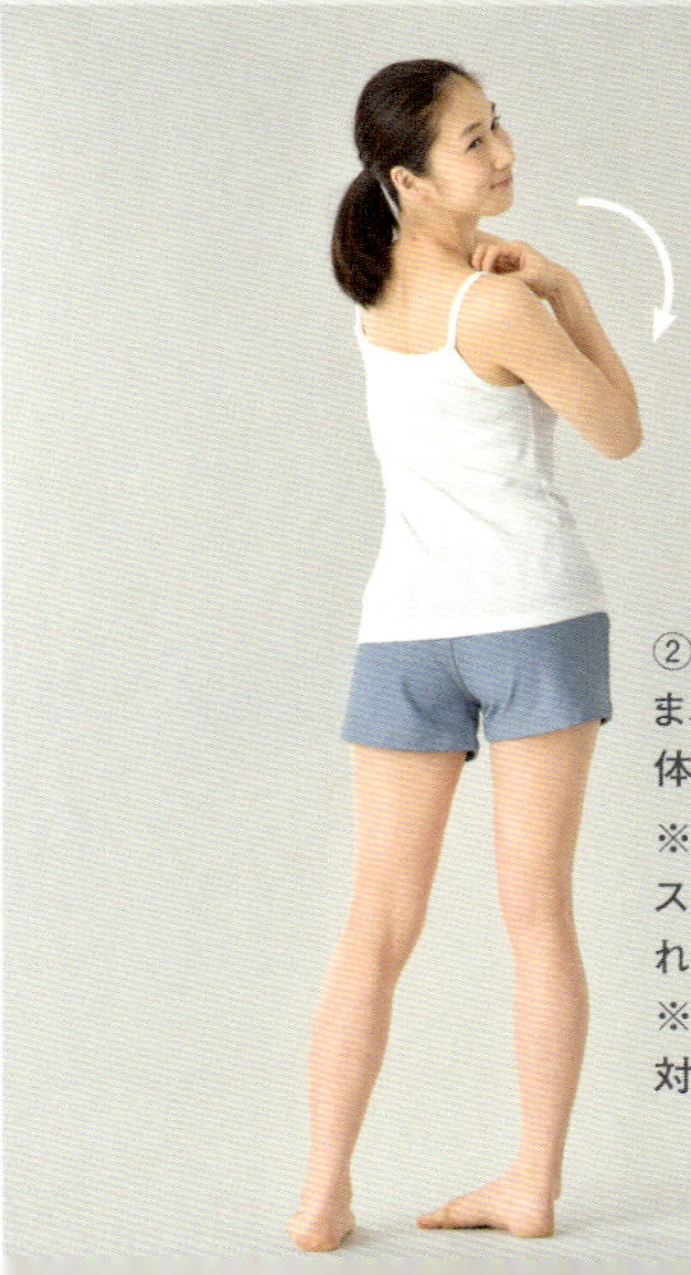

②顔は正面に向けたまま、曲げた脚のほうに体をひねる（7回1セット）。

※ひねりにくい分、ウエストが効果的に刺激される。

※曲げる脚を替え、反対側にも体をひねる。

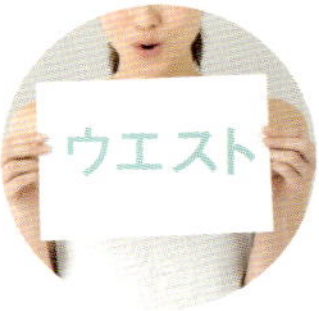

手首体まわし

ウエストを刺激し、くびれをつくるもう一つのメソッドが「手首体まわし」。骨ストレッチの「基本ポーズ」をつくり、ダイナミックに体をまわすことで体幹の可動域が広がり、腰まわりがスッキリします。

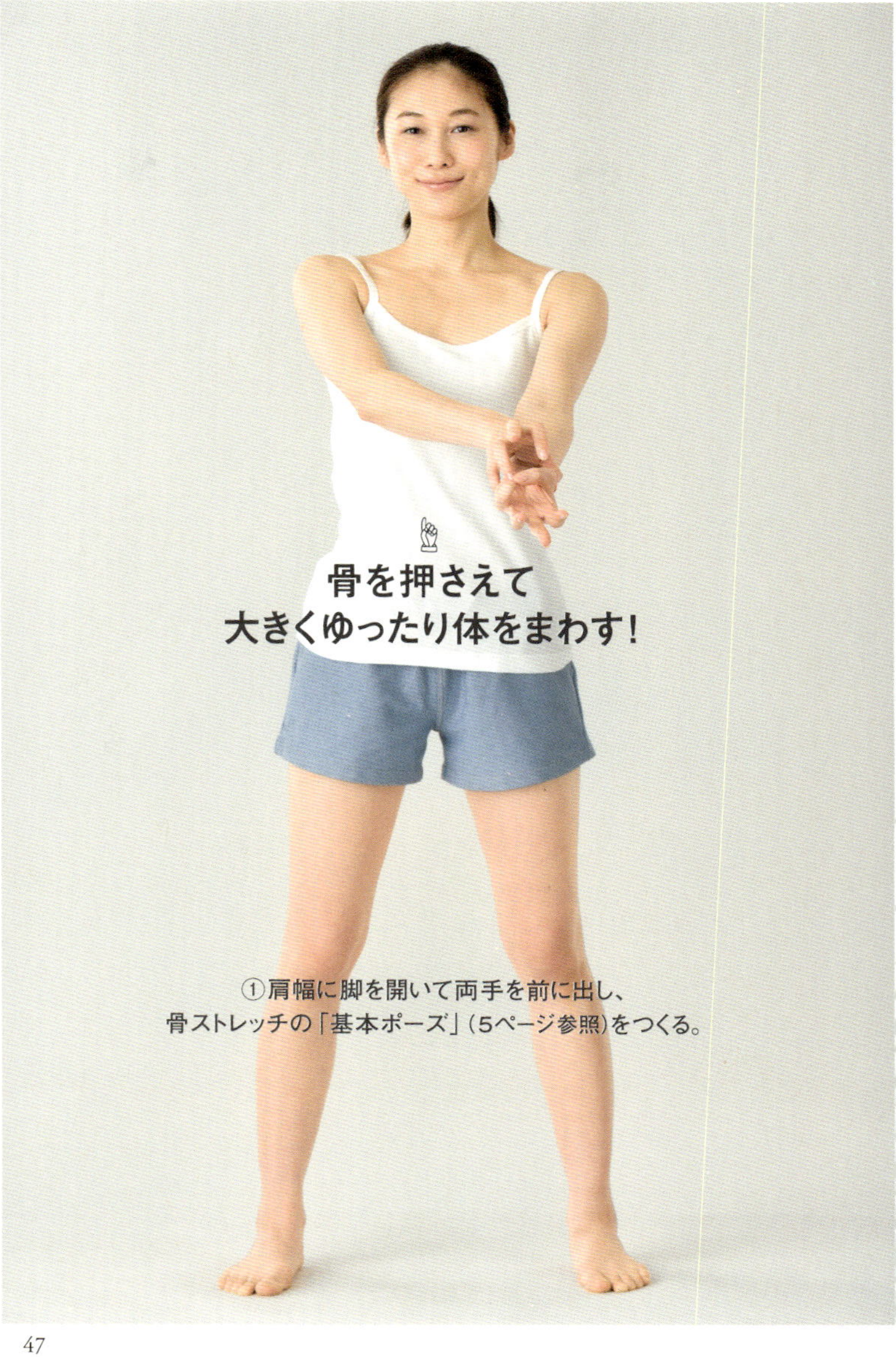

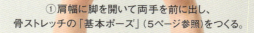

骨を押さえて
大きくゆったり体をまわす！

①肩幅に脚を開いて両手を前に出し、
骨ストレッチの「基本ポーズ」（5ページ参照）をつくる。

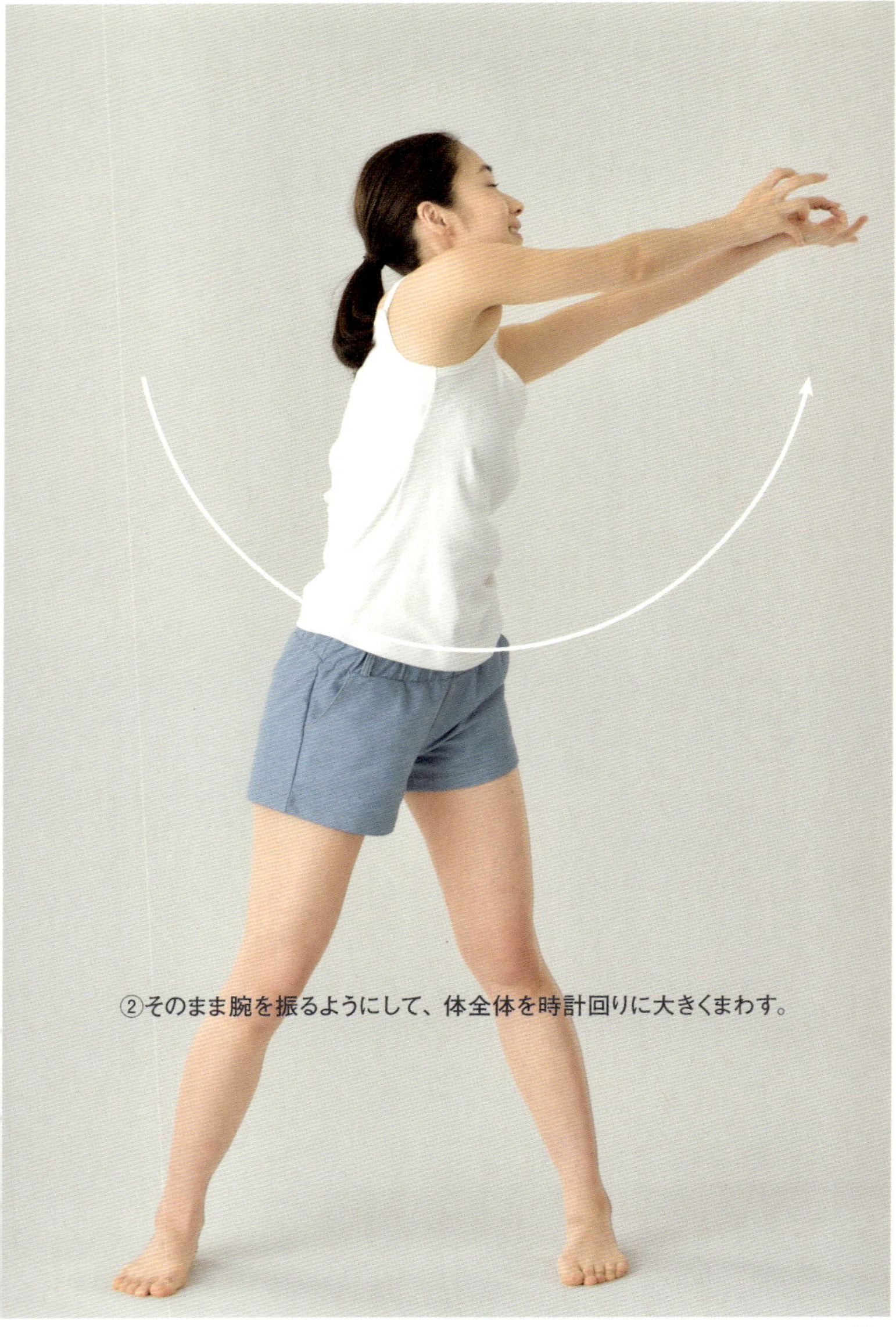

②そのまま腕を振るようにして、体全体を時計回りに大きくまわす。

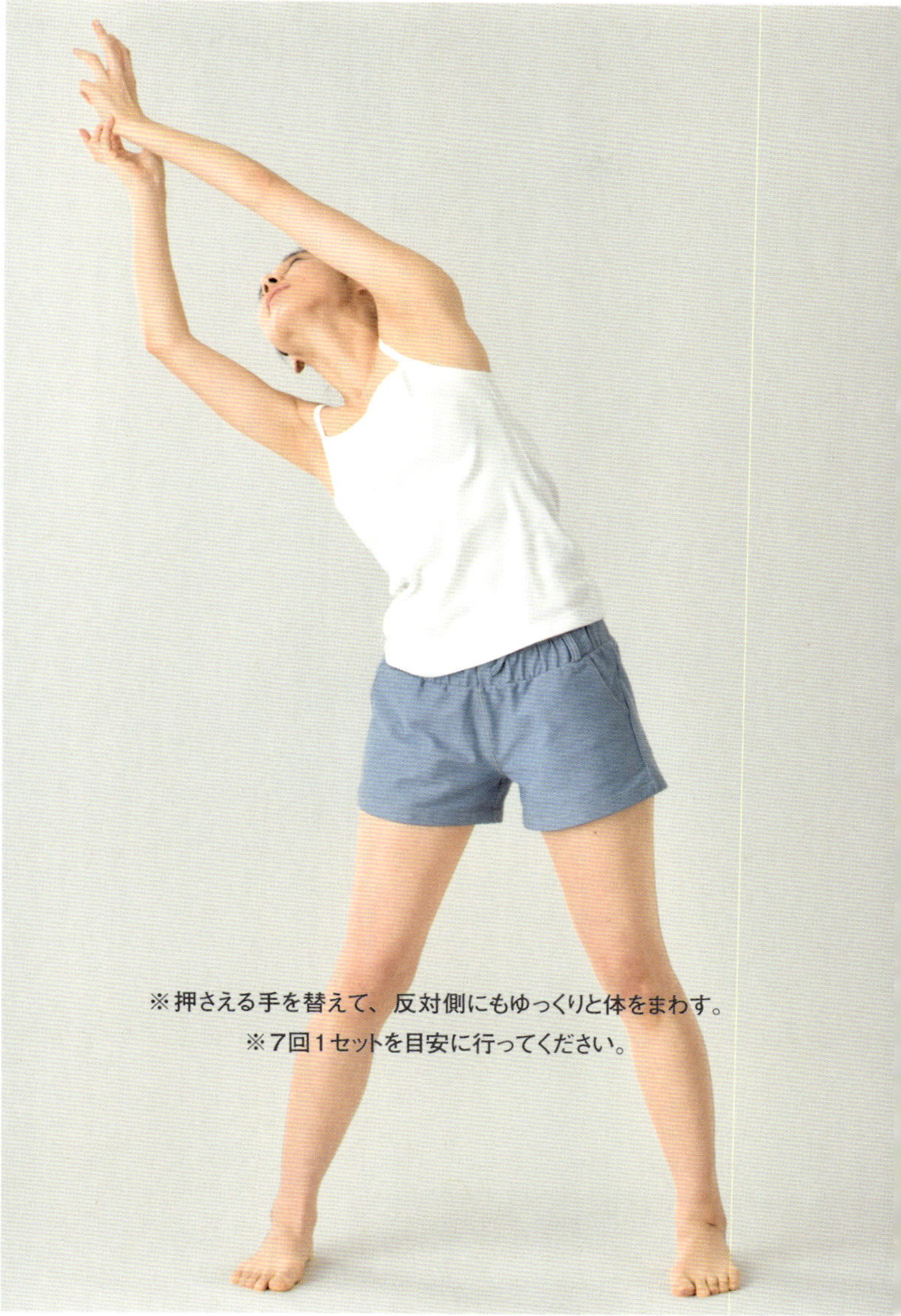

※押さえる手を替えて、反対側にもゆっくりと体をまわす。
※7回1セットを目安に行ってください。

やせる力
骨ストレッチ

Chapter
3

お腹

下腹がぽっこりで、ボディラインの出る服を着ることに抵抗がある……という人も多いはず。気になるお腹の出っ張りをラクに引っ込める簡単メソッドを紹介します。

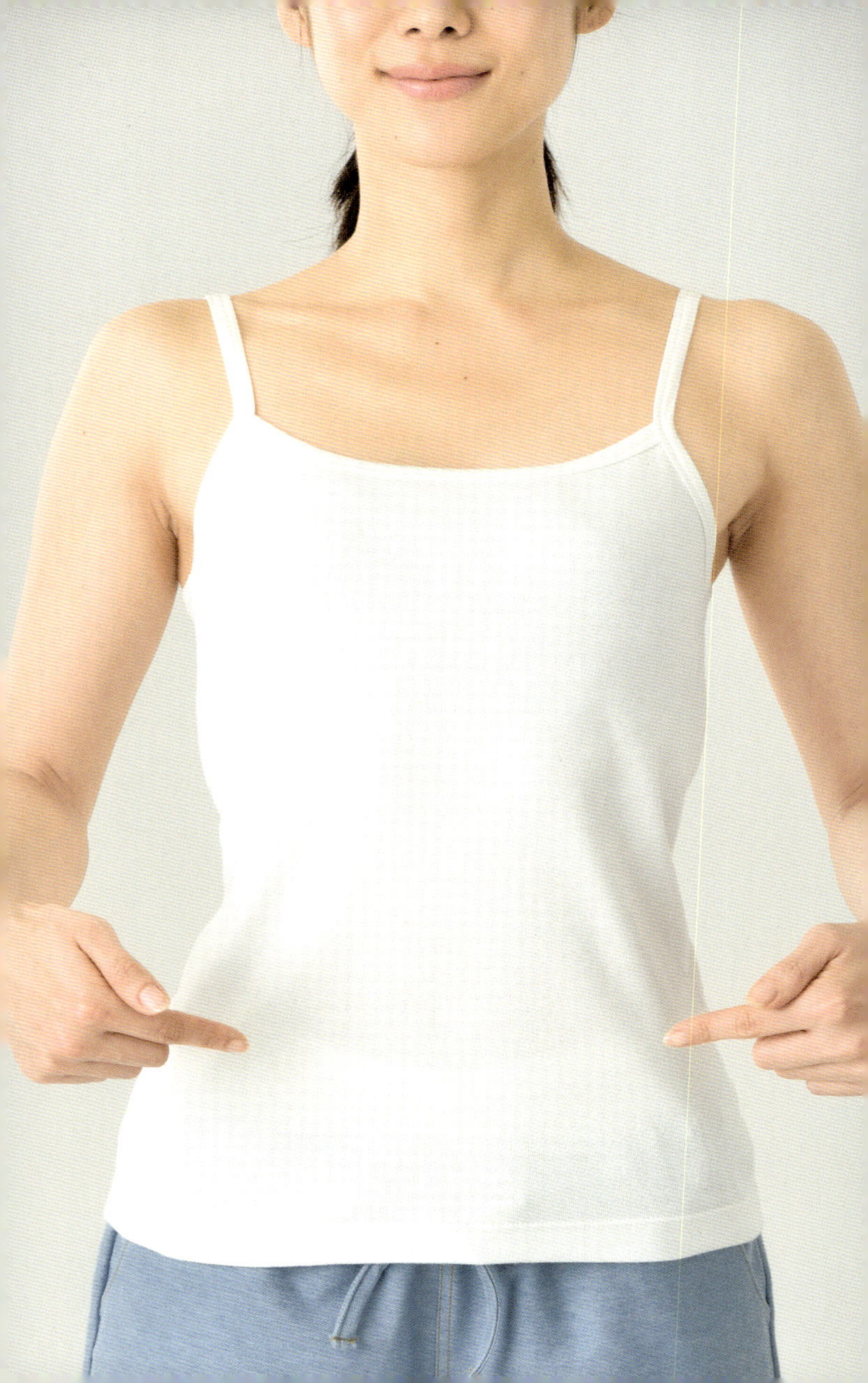

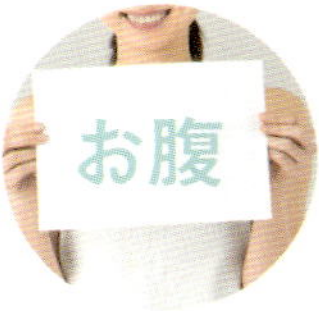

丹《たん》田《でん》押し

ぽっこりお腹の改善には、へその下3寸（9㎝）にある「丹田」への刺激がおすすめです。下腹が引き締まってスッキリするほか、肝機能・腎機能が強化されるため、気力が充実し、元気になれます。

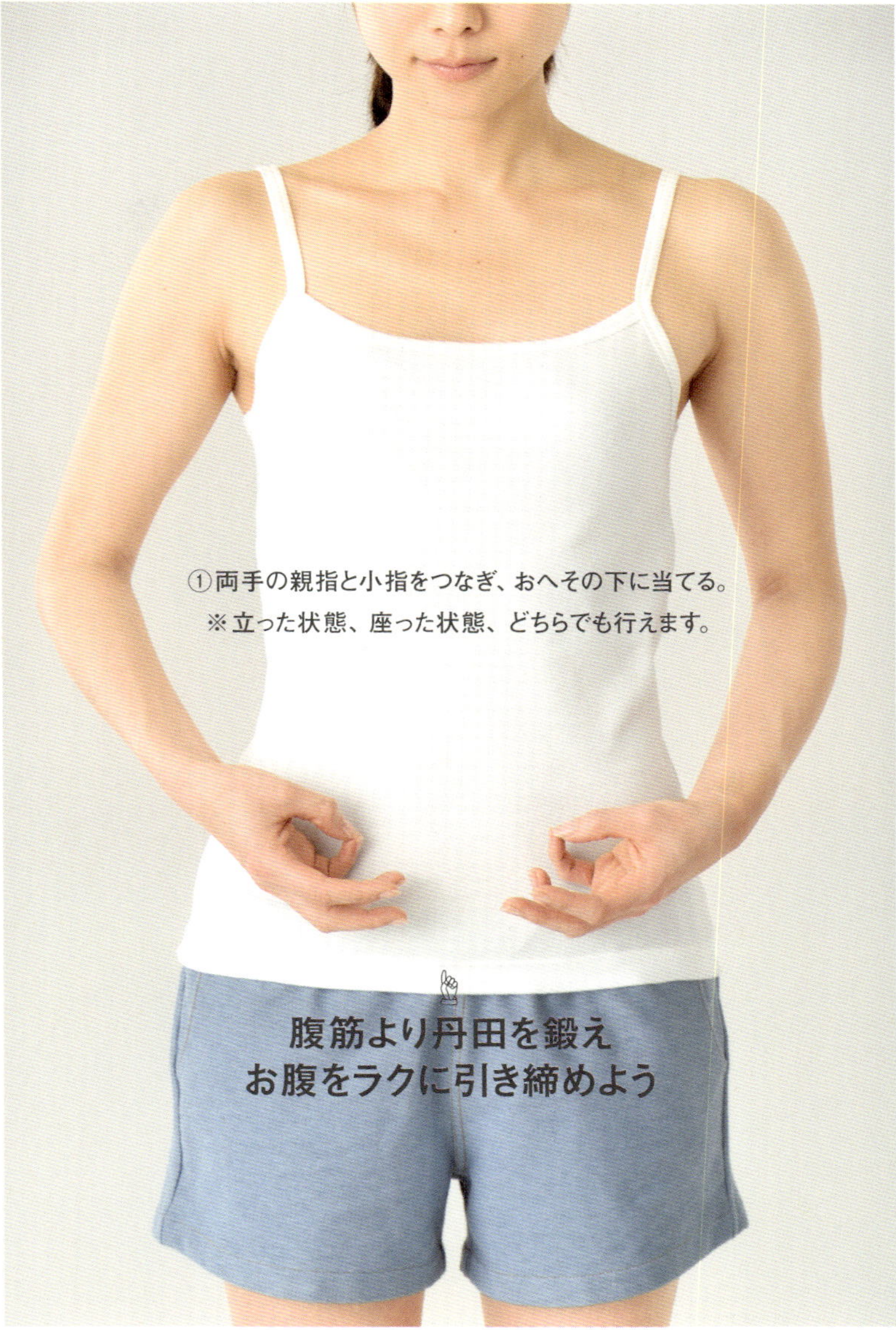
①両手の親指と小指をつなぎ、おへその下に当てる。
※立った状態、座った状態、どちらでも行えます。
腹筋より丹田を鍛え
お腹をラクに引き締めよう

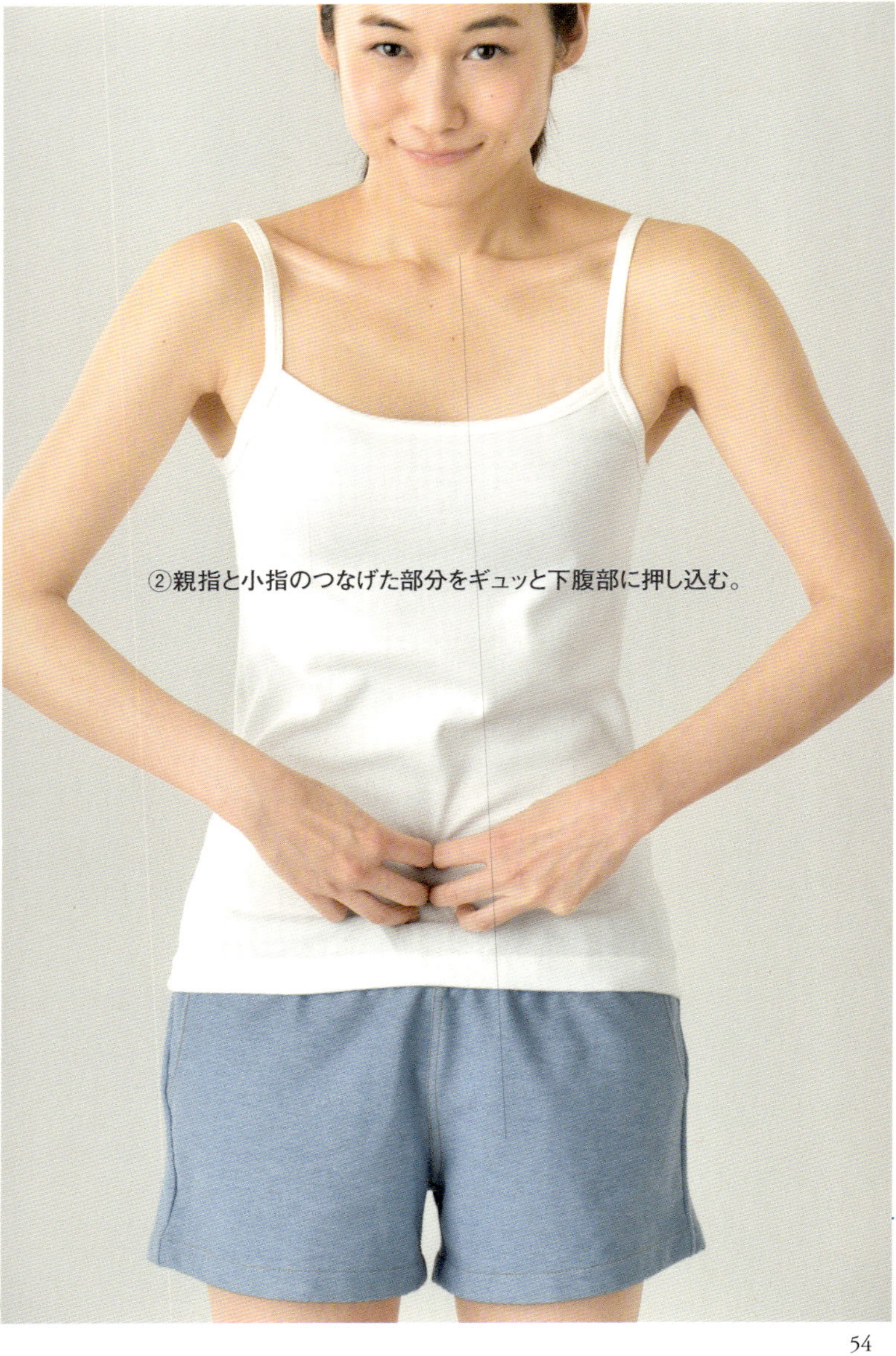
②親指と小指のつなげた部分をギュッと下腹部に押し込む。

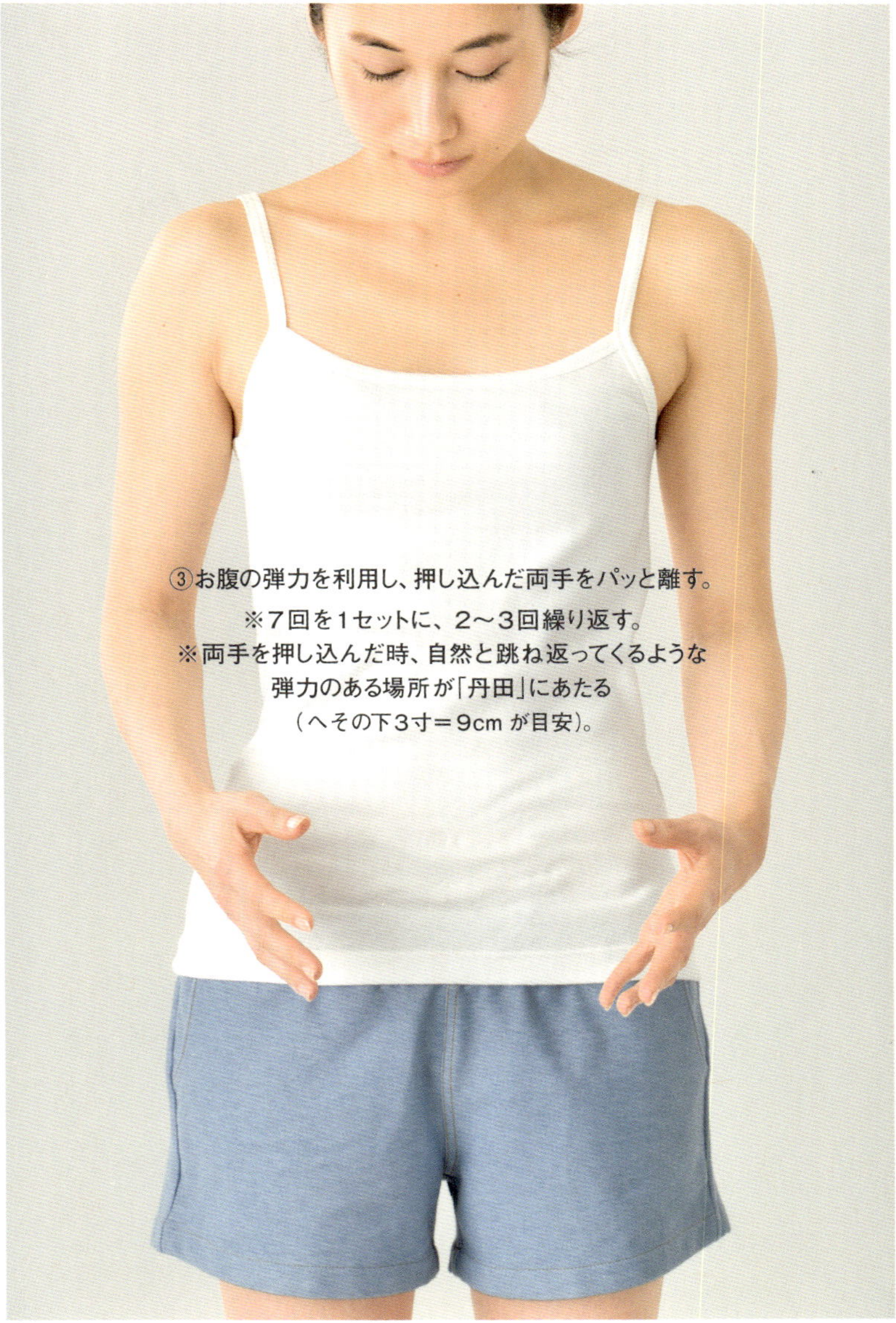

③お腹の弾力を利用し、押し込んだ両手をパッと離す。

※7回を1セットに、2〜3回繰り返す。

※両手を押し込んだ時、自然と跳ね返ってくるような
弾力のある場所が「丹田」にあたる
（へその下3寸＝9cm が目安）。

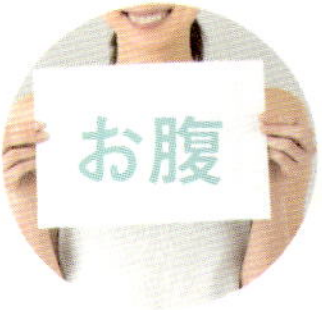

お腹ローリング

親指と小指を使った骨ストレッチ流のマッサージは、ぽっこりお腹の改善にも最適。食べすぎた時も、この「お腹ローリング」を行うと消化がうながされ、代謝力がアップ。体調管理の助けになります。

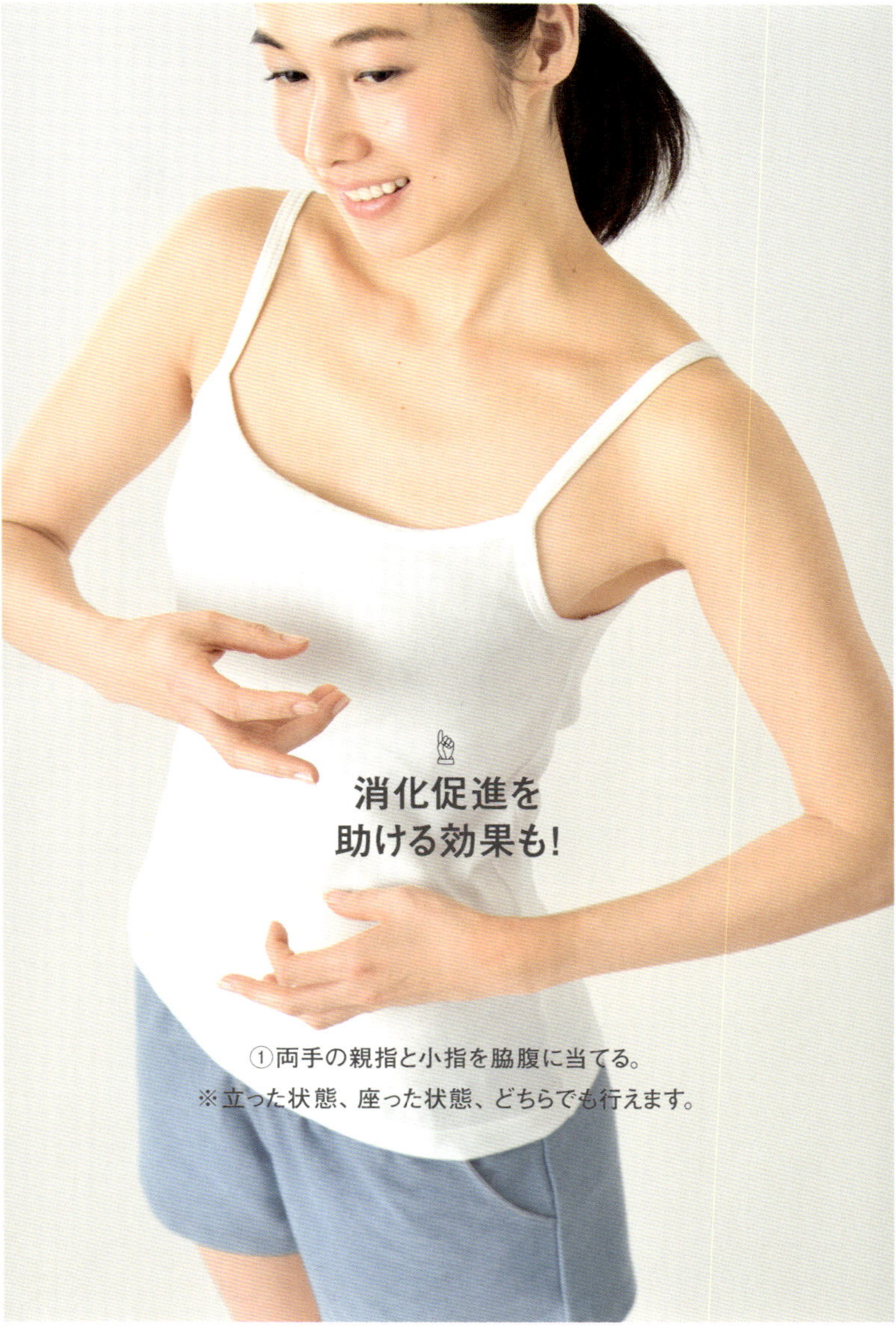

消化促進を助ける効果も!

①両手の親指と小指を脇腹に当てる。

※立った状態、座った状態、どちらでも行えます。

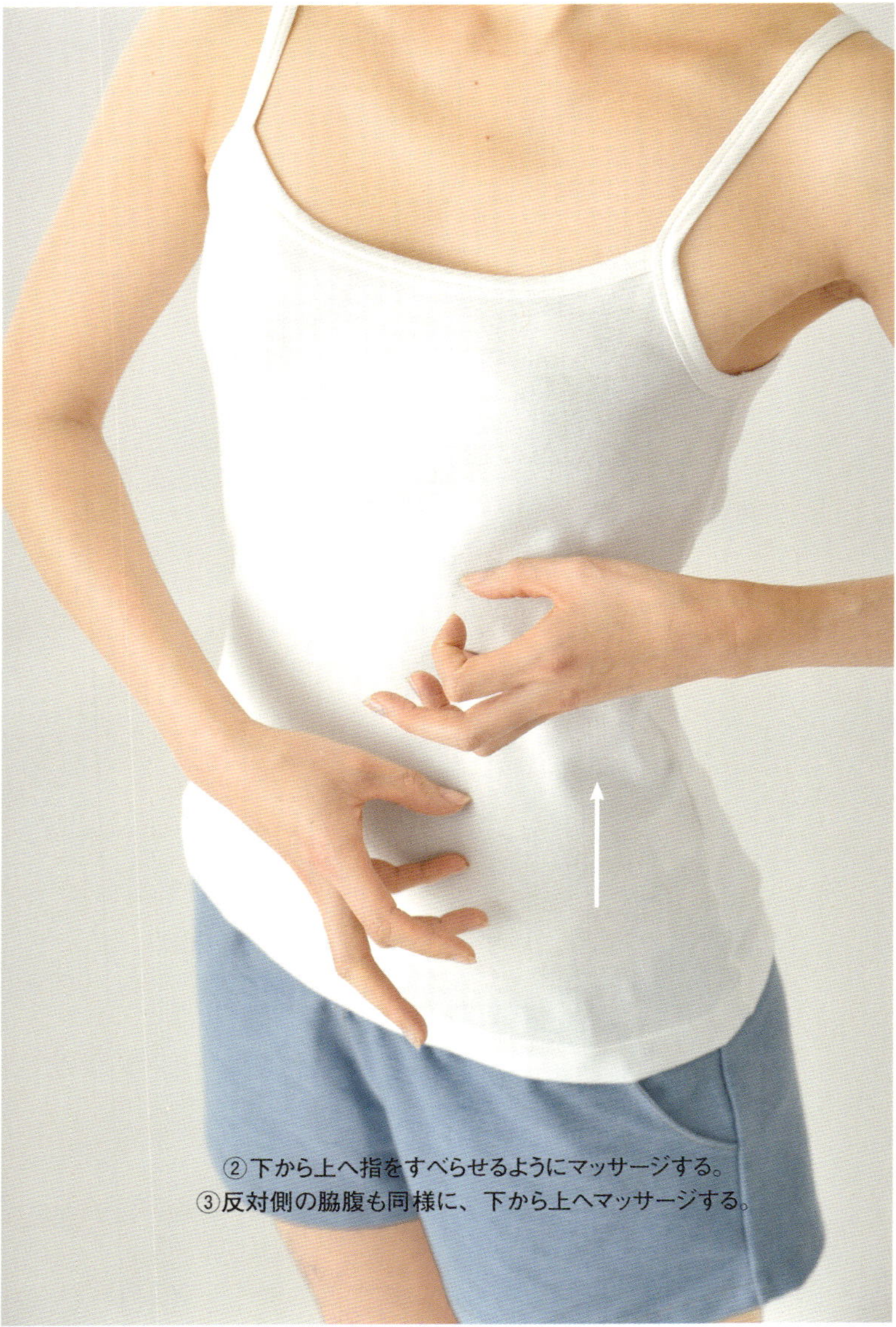

②下から上へ指をすべらせるようにマッサージする。
③反対側の脇腹も同様に、下から上へマッサージする。

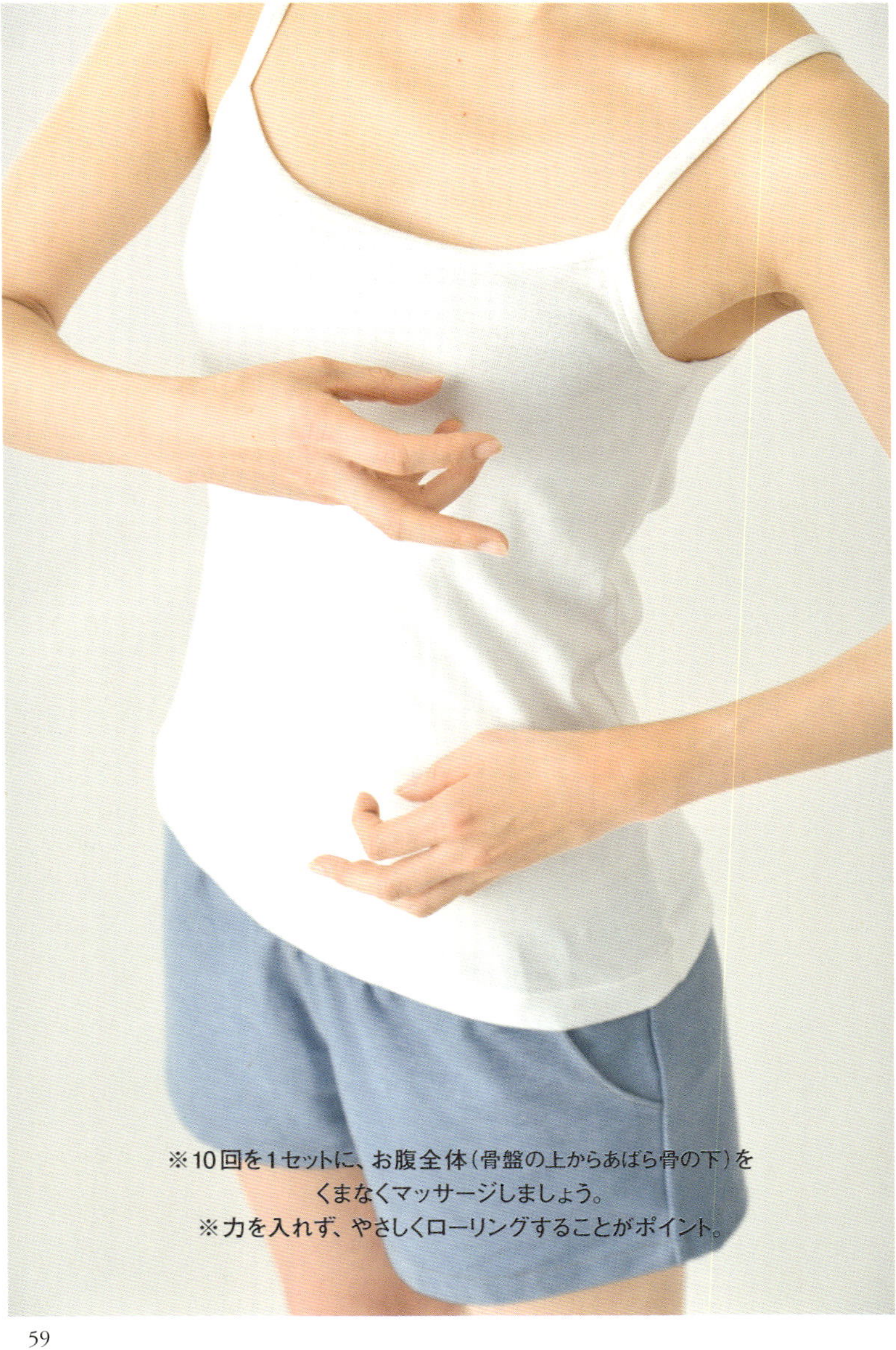

※10回を1セットに、お腹全体（骨盤の上からあばら骨の下）を
くまなくマッサージしましょう。
※力を入れず、やさしくローリングすることがポイント。

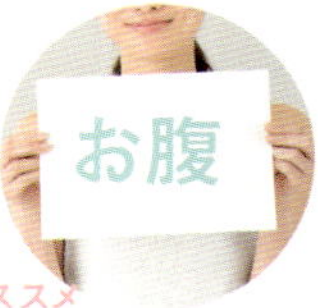

オススメ★

蛇腹《じゃばら》ストレッチ

お腹の出っ張りをなくす大きな助けとなるのが、この「蛇腹ストレッチ」。伸縮自在な蛇腹のようにお腹を上下に動かすことで、腸のぜん動が高まり、お腹の脂肪のだぶつきがスムーズに燃焼されます。

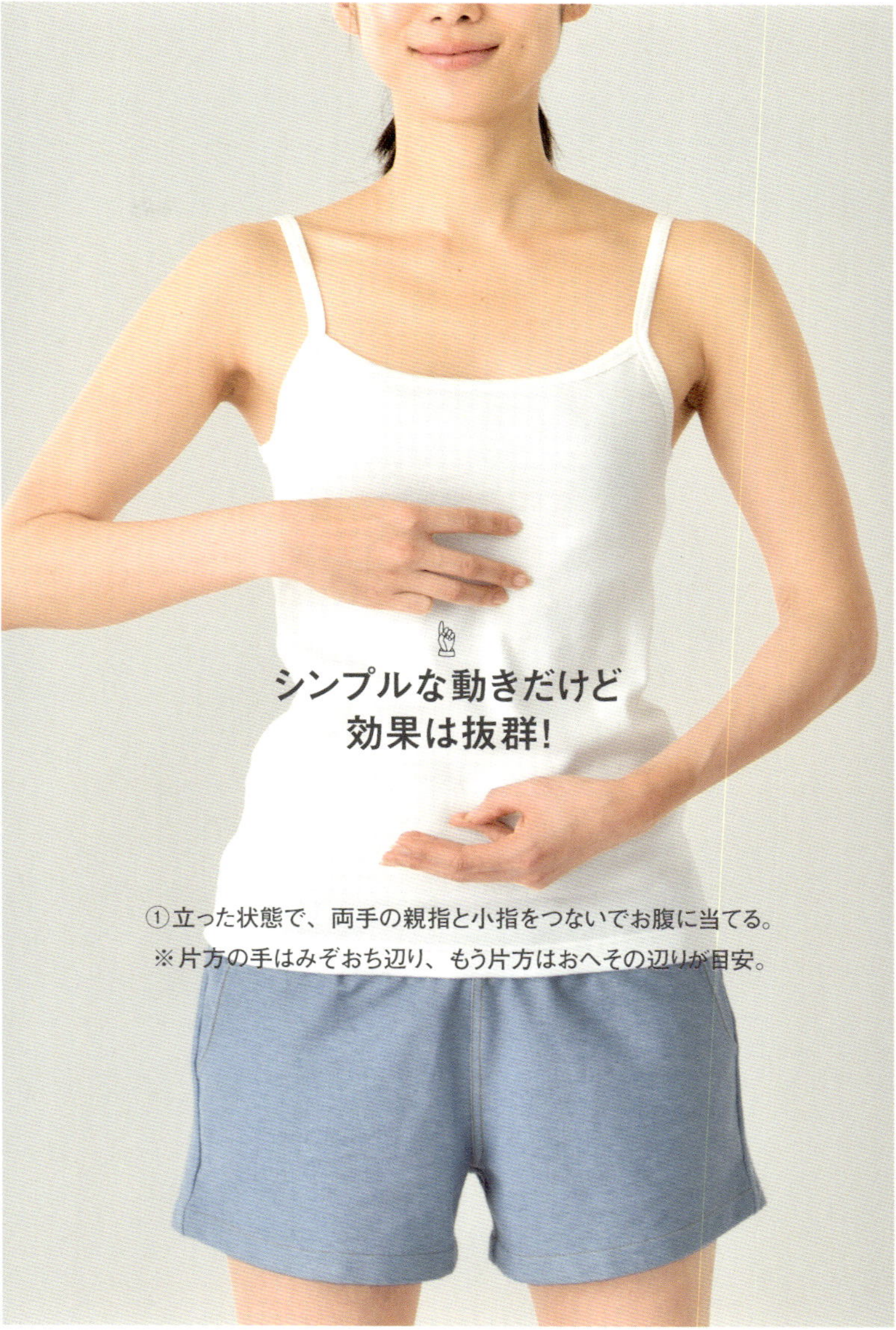

シンプルな動きだけど効果は抜群!

①立った状態で、両手の親指と小指をつないでお腹に当てる。

※片方の手はみぞおち辺り、もう片方はおへその辺りが目安。

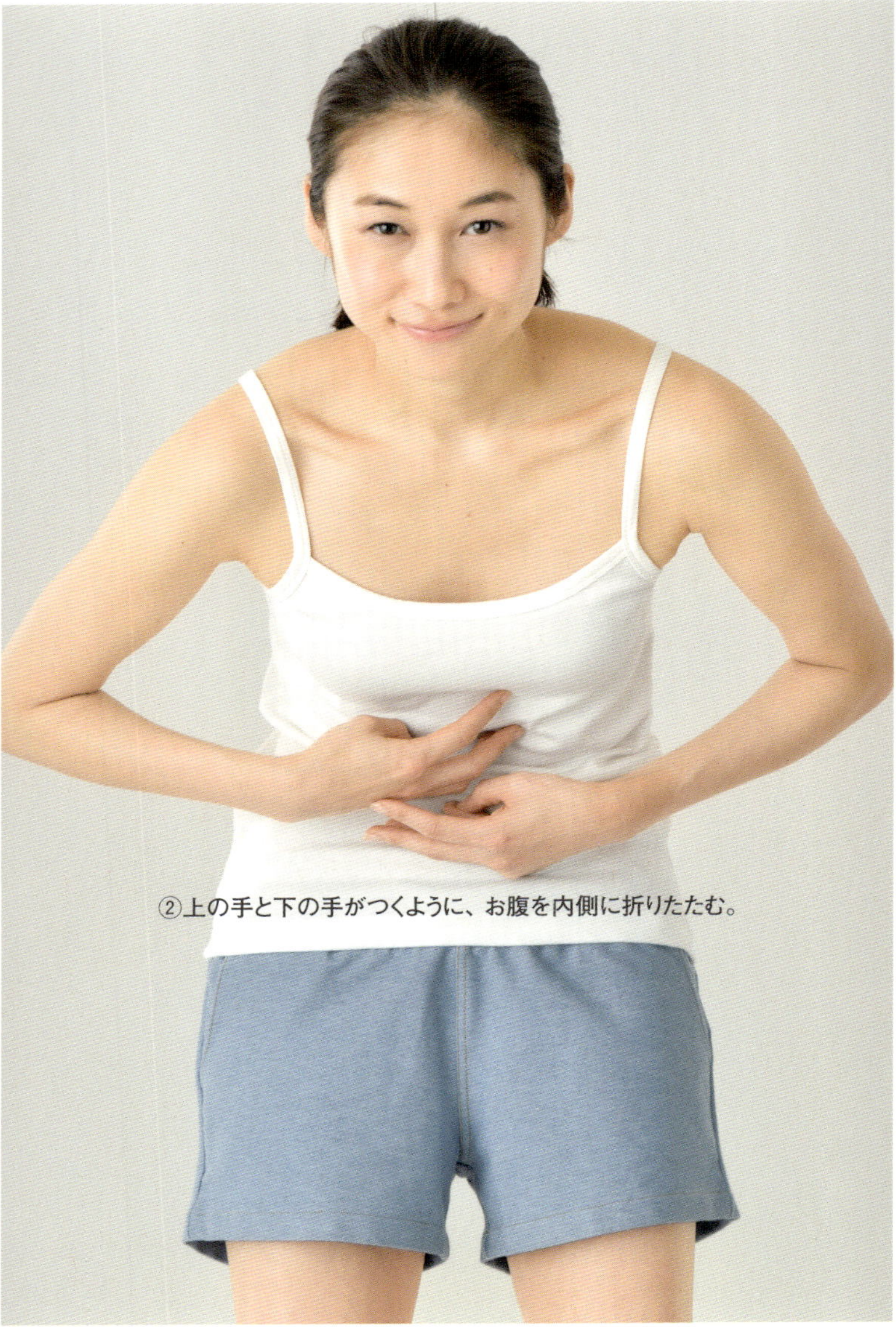

②上の手と下の手がつくように、お腹を内側に折りたたむ。

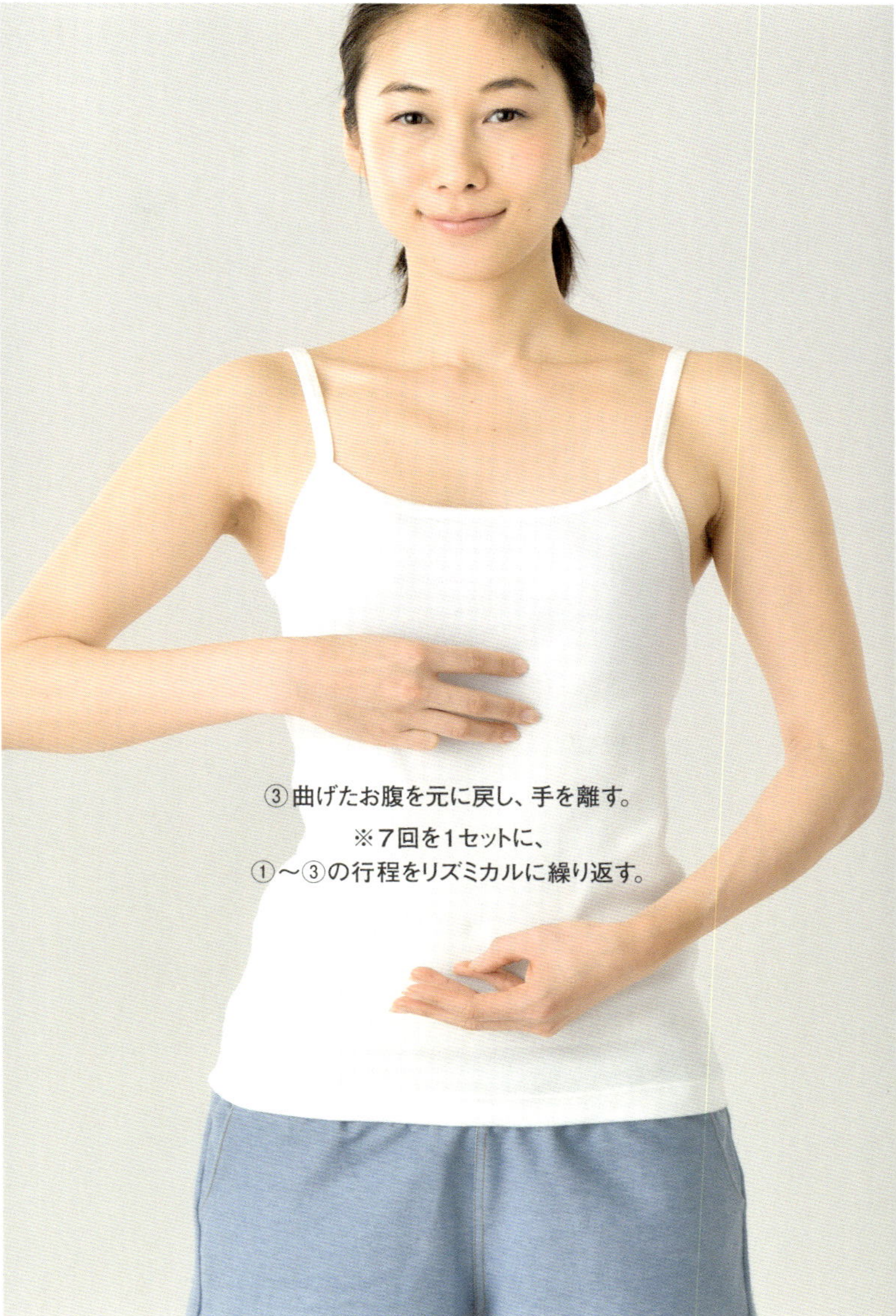

③曲げたお腹を元に戻し、手を離す。

※7回を1セットに、
①～③の行程をリズミカルに繰り返す。

背中

ダイエットで意外と見落とされがちなのが、背中のたるみ。背中についた気になるぜい肉をどう減らせるか？　その答えも骨ストレッチにあります。

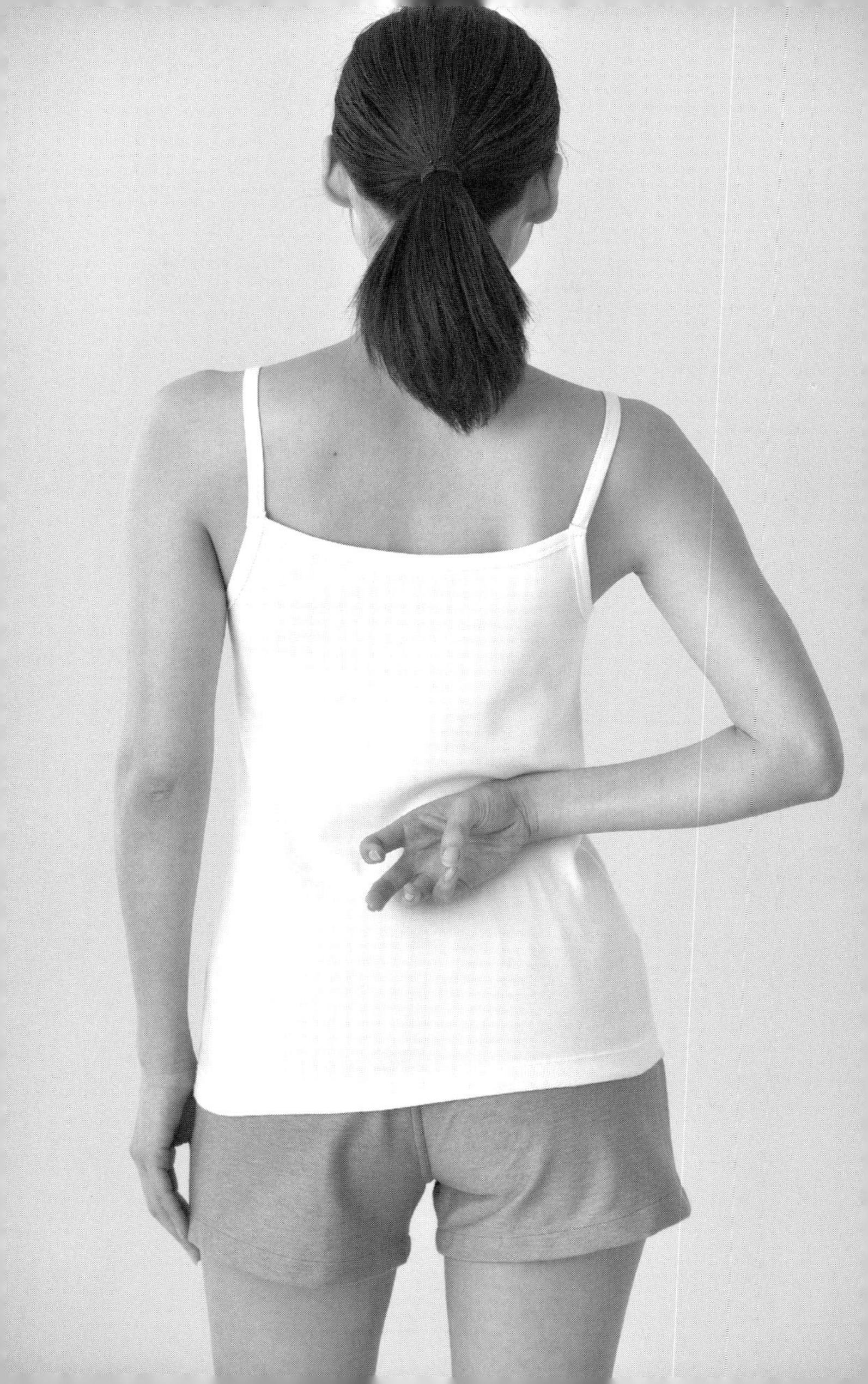

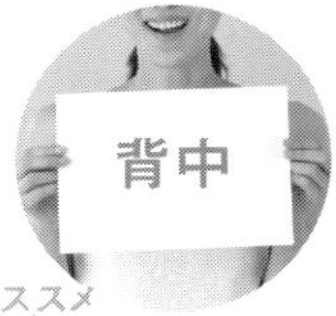

オススメ★

肘《ひじ》肩甲骨《けんこうこつ》ストレッチ

背中のたるみの解消には、肩甲骨一帯のこわばりをほぐし、肩の可動域を広げることが一番。「肘肩甲骨ストレッチ」を行うと日頃のストレスで硬直した肩甲骨まわりが一気にほぐれ、肩こりも改善されます。

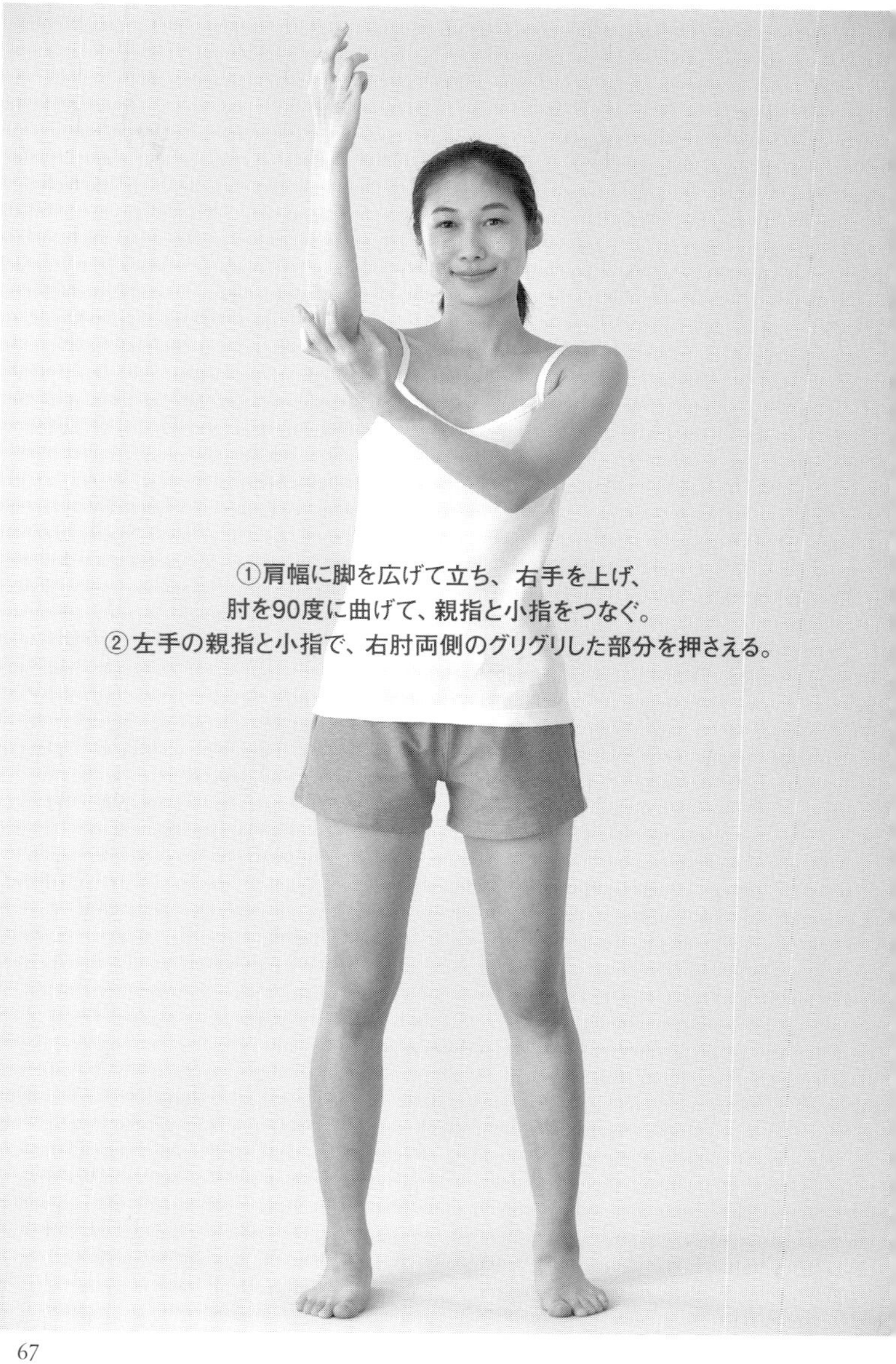

①肩幅に脚を広げて立ち、右手を上げ、
肘を90度に曲げて、親指と小指をつなぐ。
②左手の親指と小指で、右肘両側のグリグリした部分を押さえる。

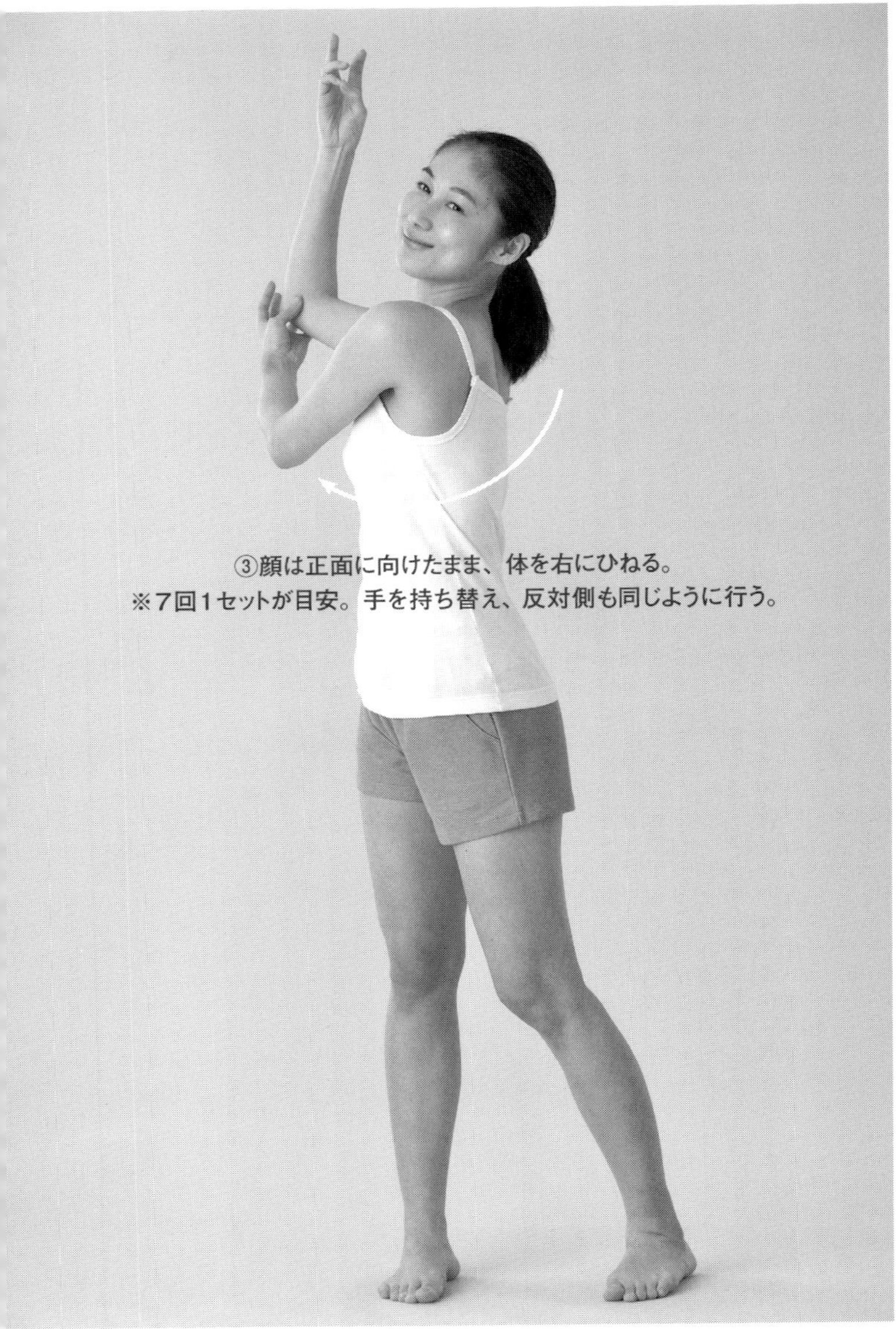

③顔は正面に向けたまま、体を右にひねる。
※7回1セットが目安。手を持ち替え、反対側も同じように行う。

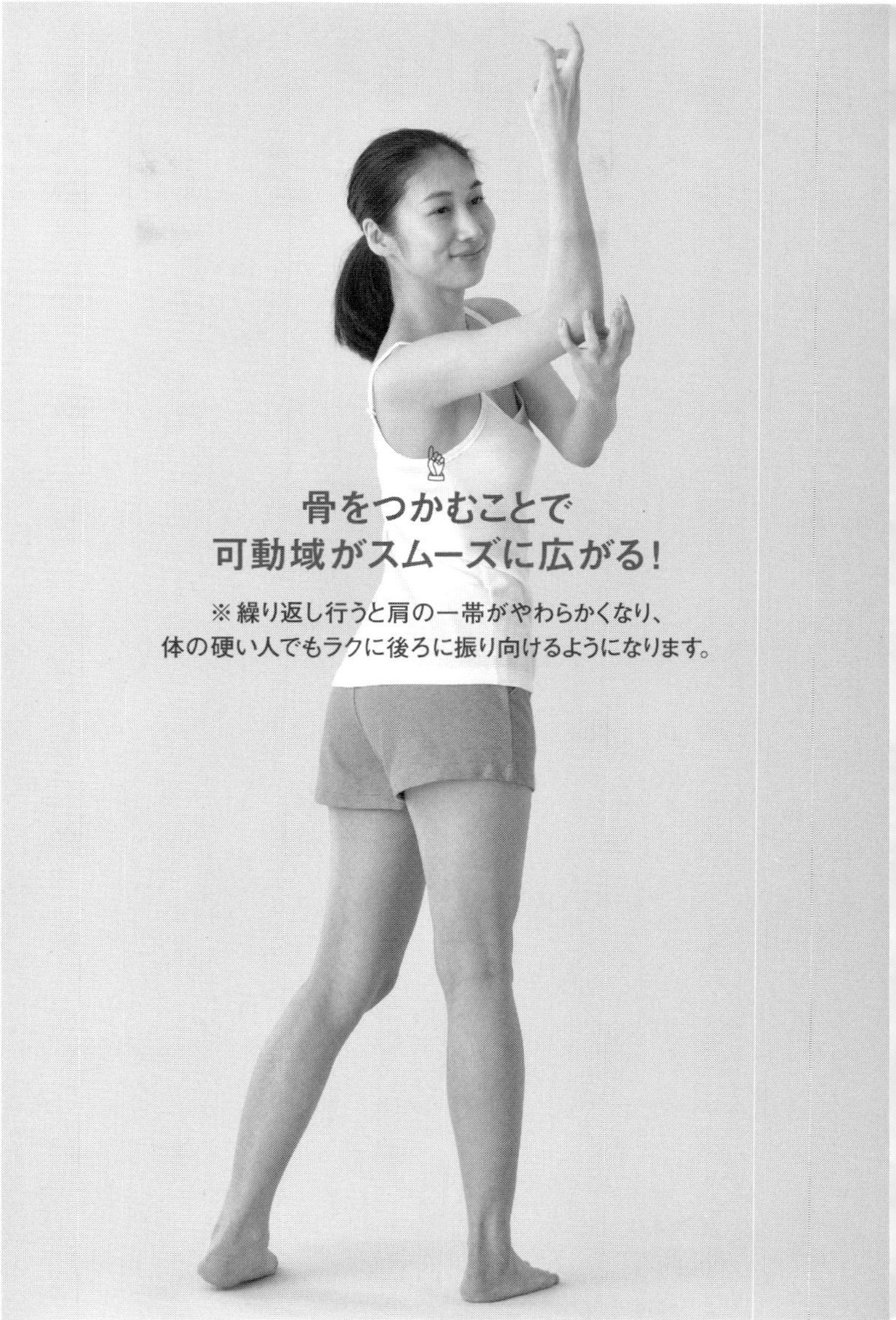

骨をつかむことで
可動域がスムーズに広がる！

※ 繰り返し行うと肩の一帯がやわらかくなり、
体の硬い人でもラクに後ろに振り向けるようになります。

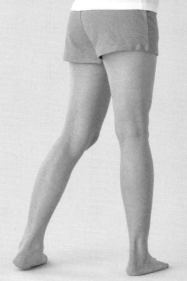

肘肩甲骨ストレッチ（片脚ひねり）

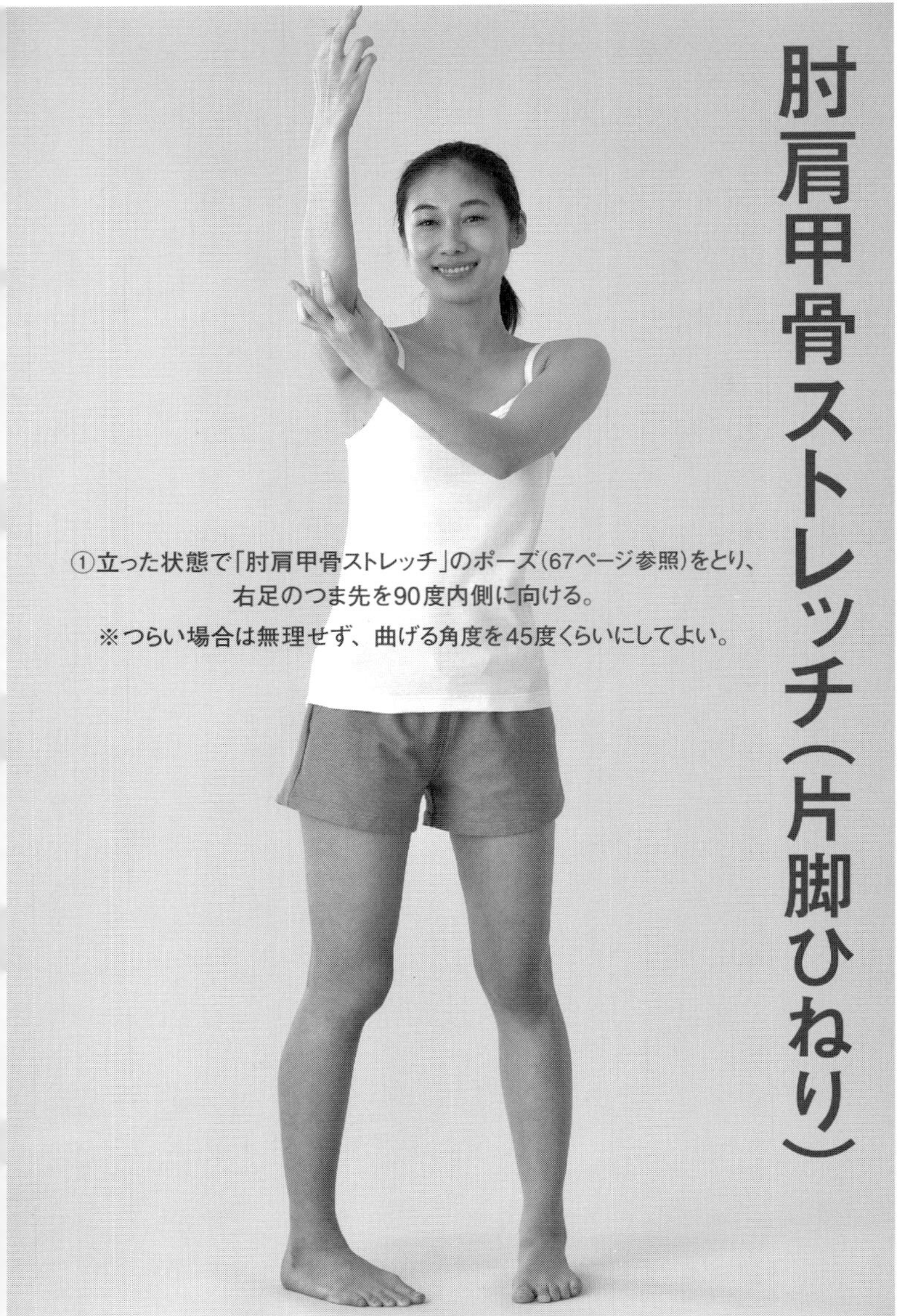

①立った状態で「肘肩甲骨ストレッチ」のポーズ（67ページ参照）をとり、右足のつま先を90度内側に向ける。

※つらい場合は無理せず、曲げる角度を45度くらいにしてよい。

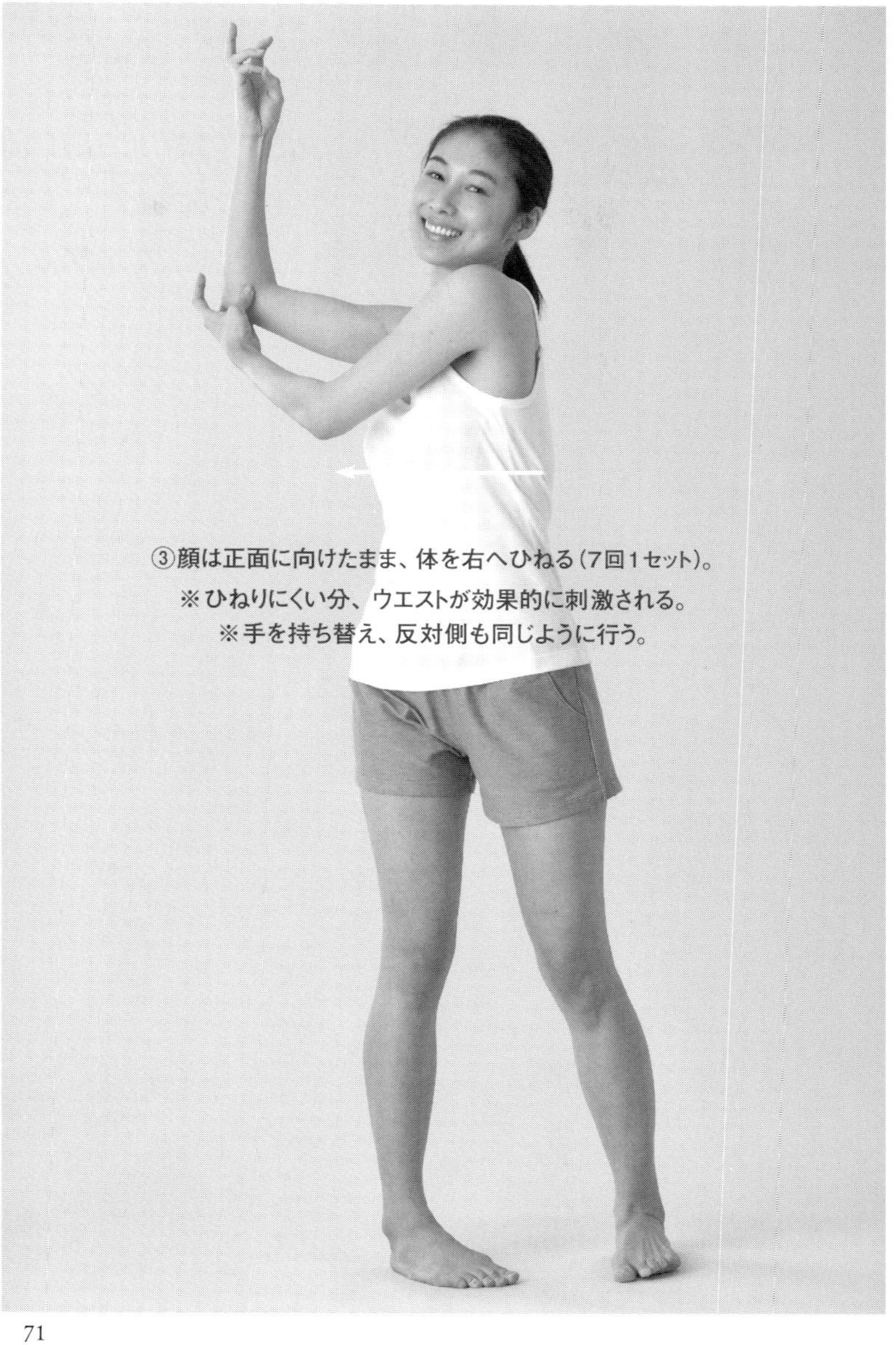

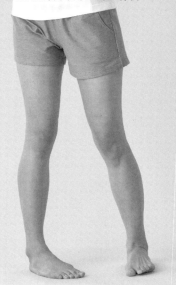

③顔は正面に向けたまま、体を右へひねる（7回1セット）。
※ひねりにくい分、ウエストが効果的に刺激される。
※手を持ち替え、反対側も同じように行う。

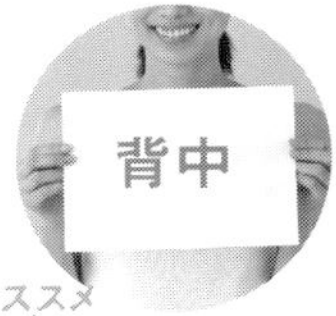

オススメ★

肘《ひじ》まわし

背中のたるみを解消させるのに有効的なもう一つのメソッドが「肘まわし」。腕組みをして、親指と小指で両肘をそれぞれ押さえ、ゆっくりまわすと肩甲骨一帯がびっくりするほどほぐれます。

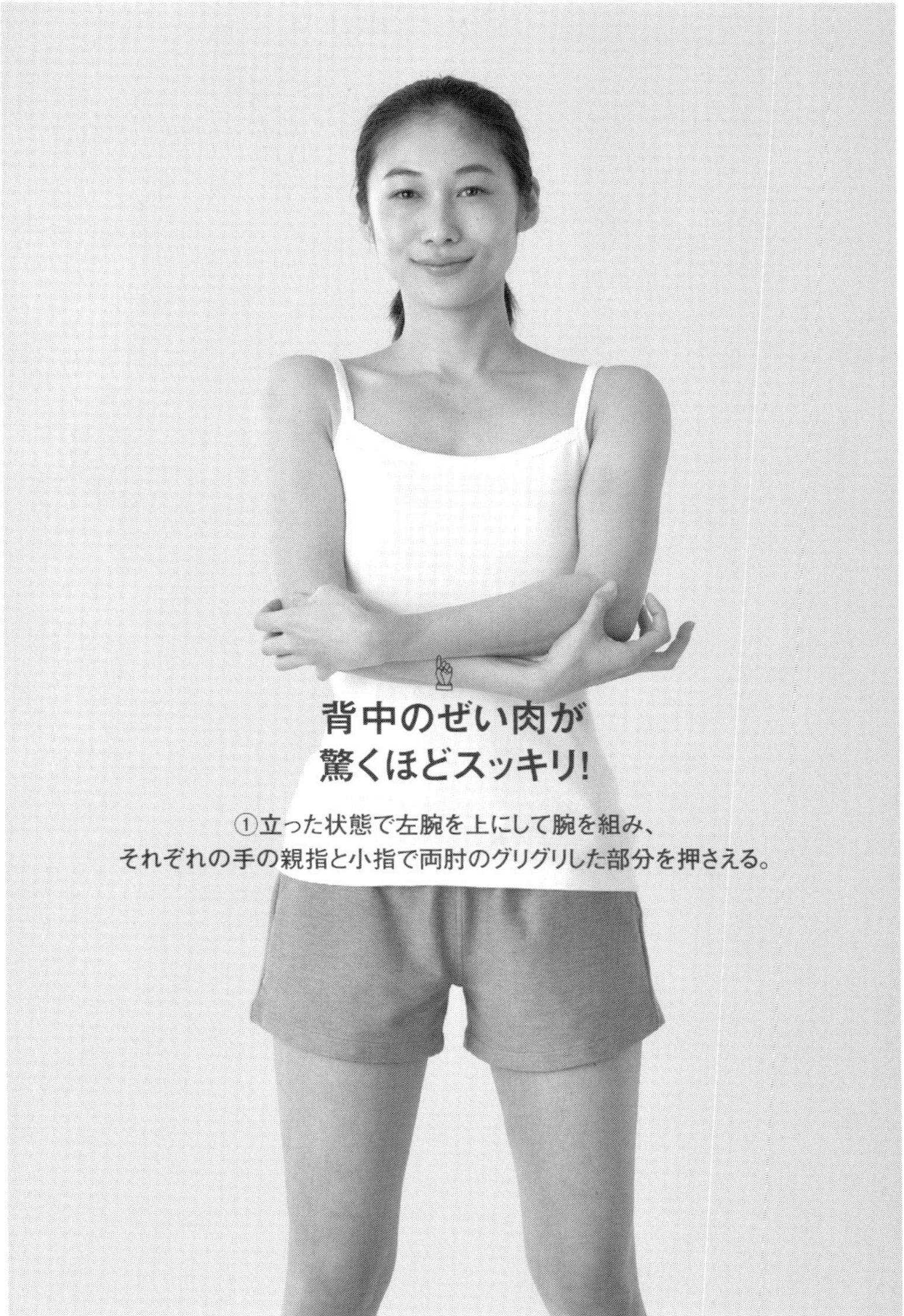

背中のぜい肉が驚くほどスッキリ!

①立った状態で左腕を上にして腕を組み、
それぞれの手の親指と小指で両肘のグリグリした部分を押さえる。

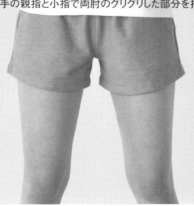

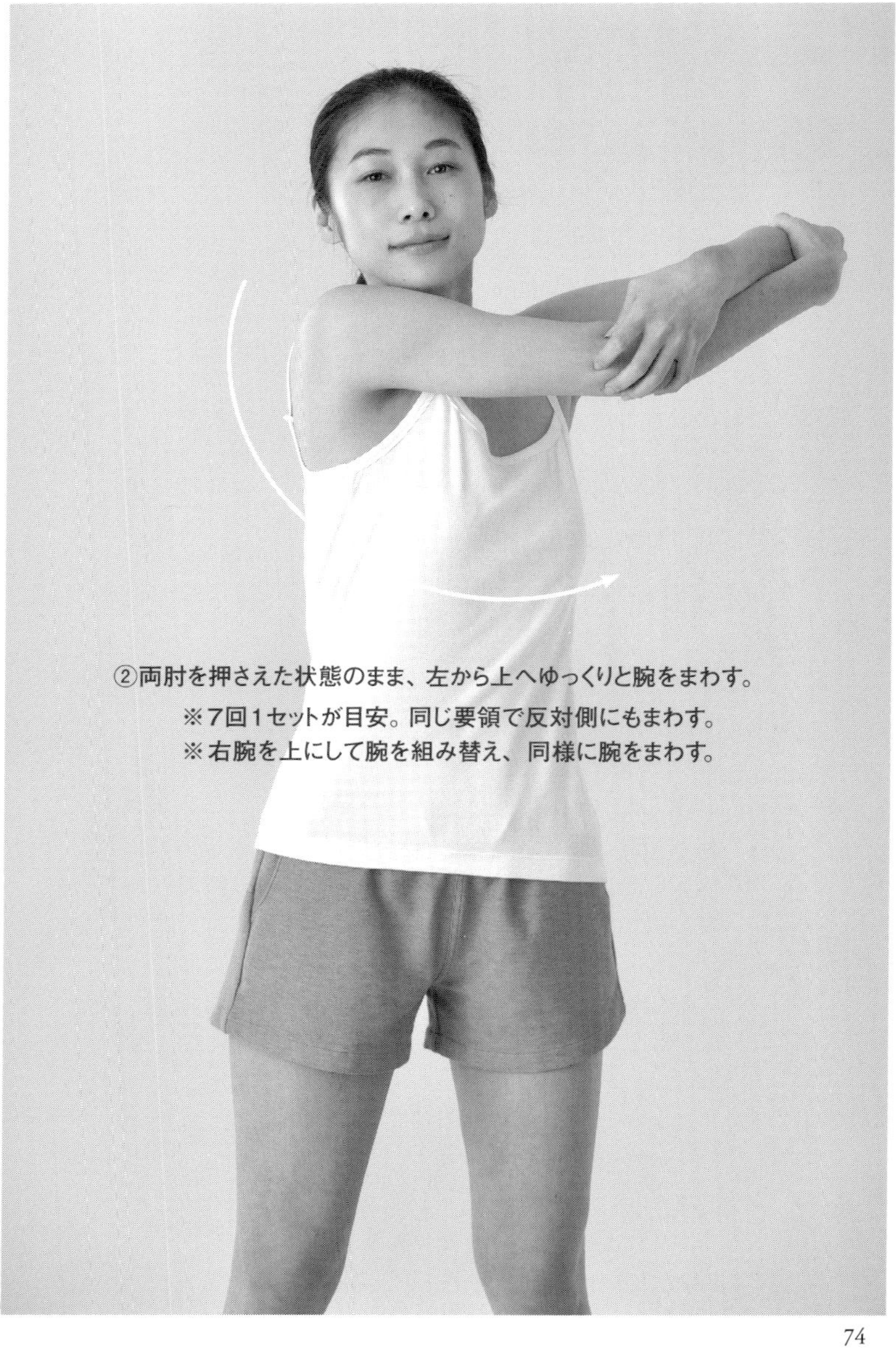

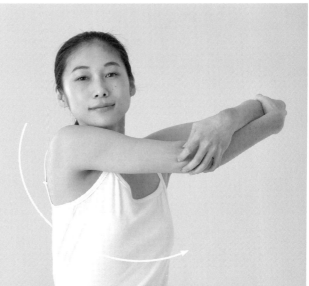

②両肘を押さえた状態のまま、左から上へゆっくりと腕をまわす。
※7回1セットが目安。同じ要領で反対側にもまわす。
※右腕を上にして腕を組み替え、同様に腕をまわす。

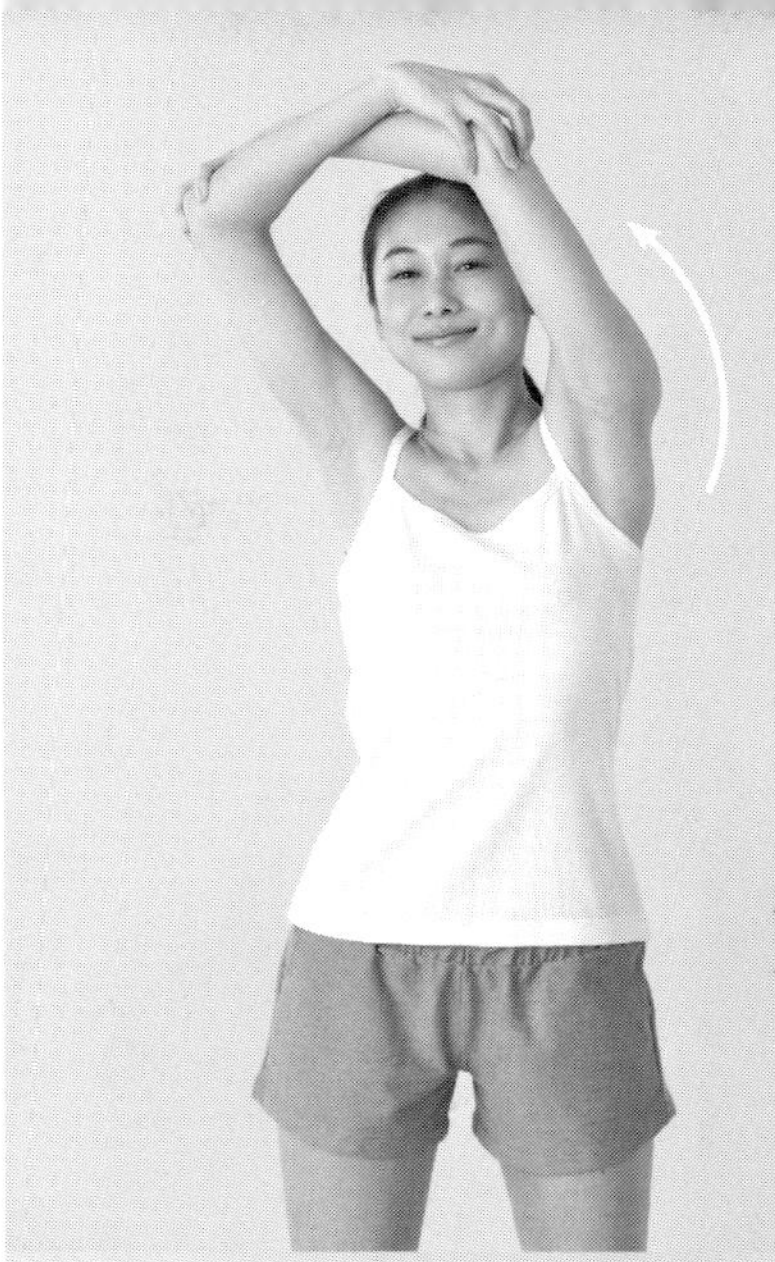

腕を組んで作ったフレームに
顔がスッポリ入るくらい、大き
くゆっくりとまわすのがコツ。

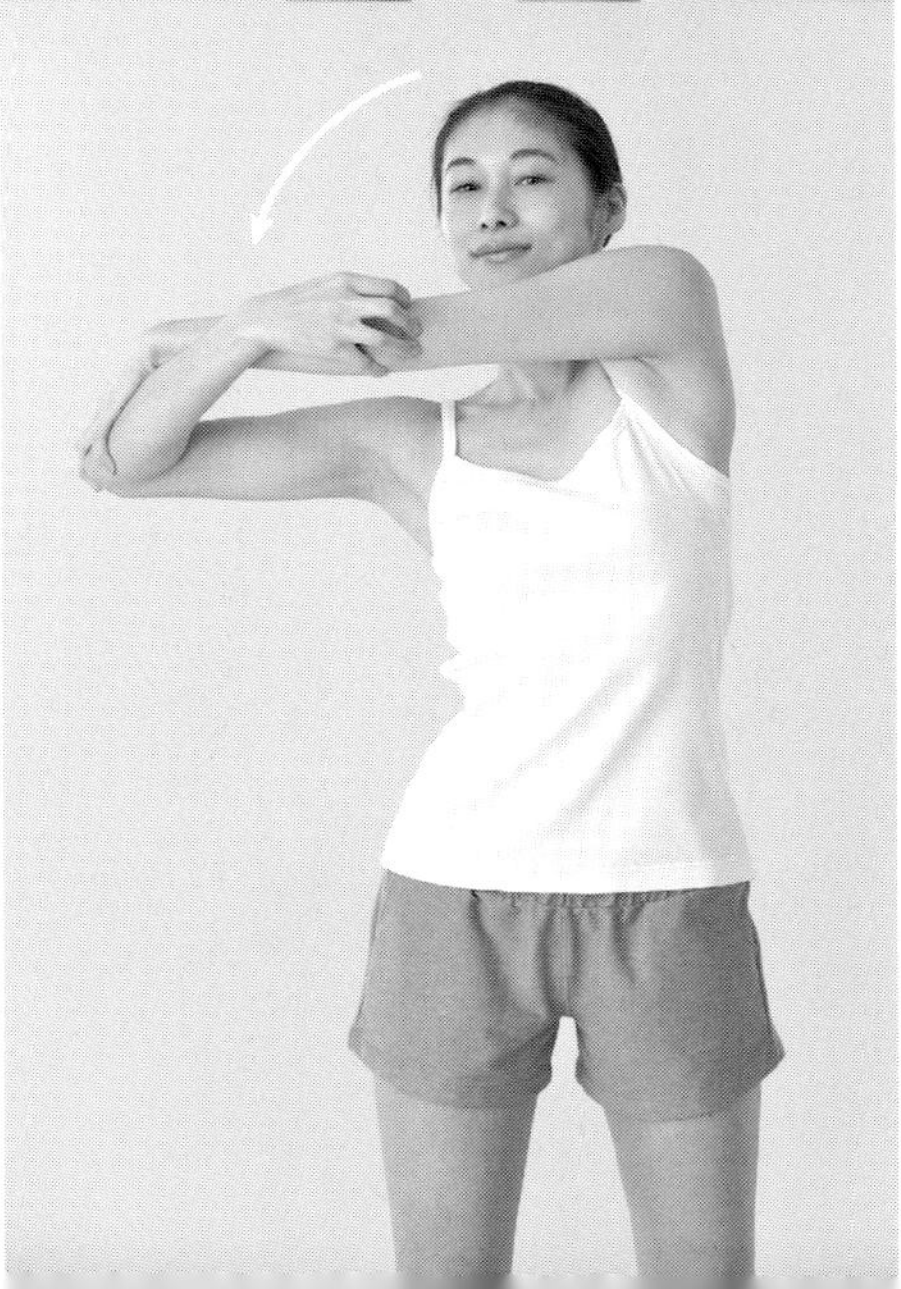

肘まわし（片脚ひねり）

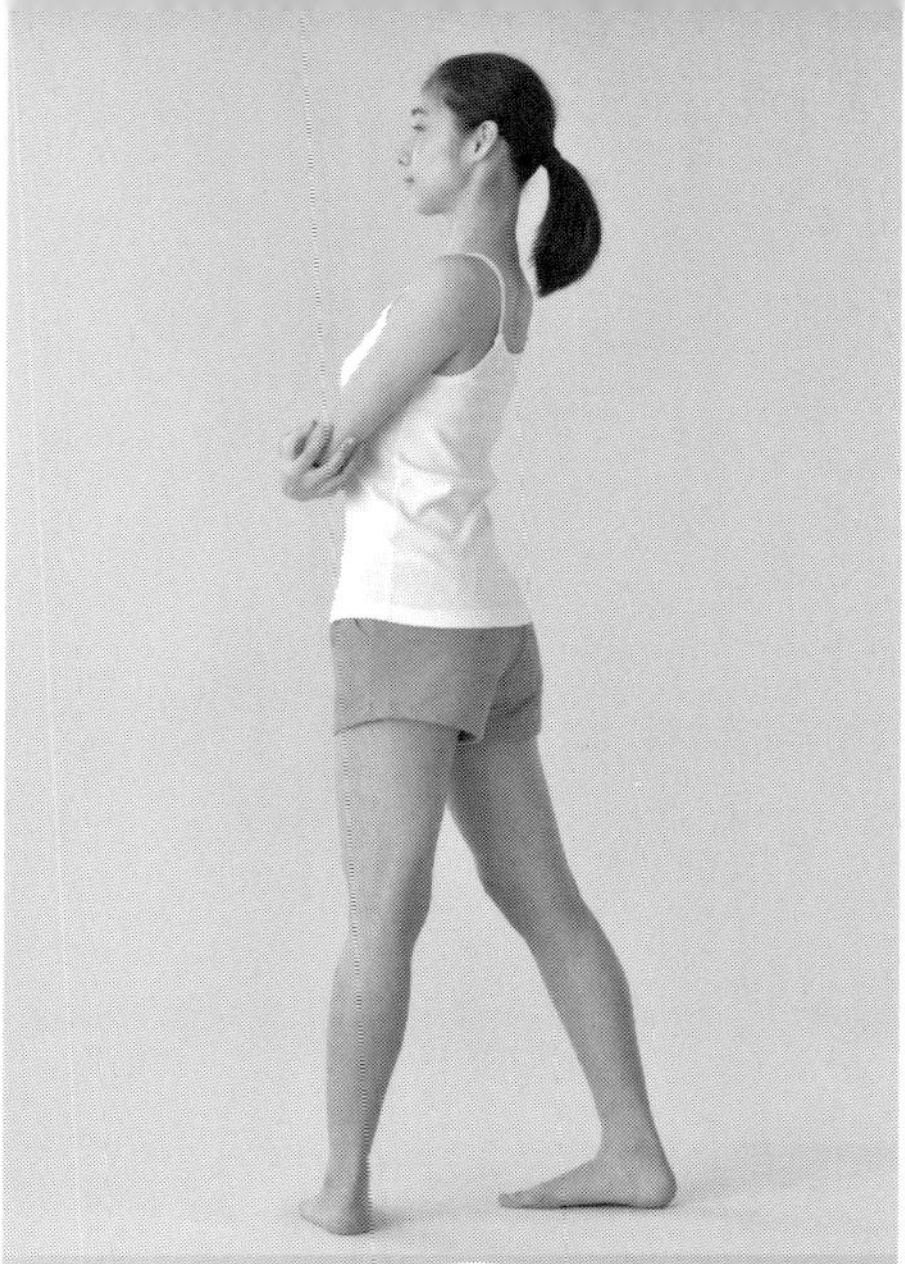

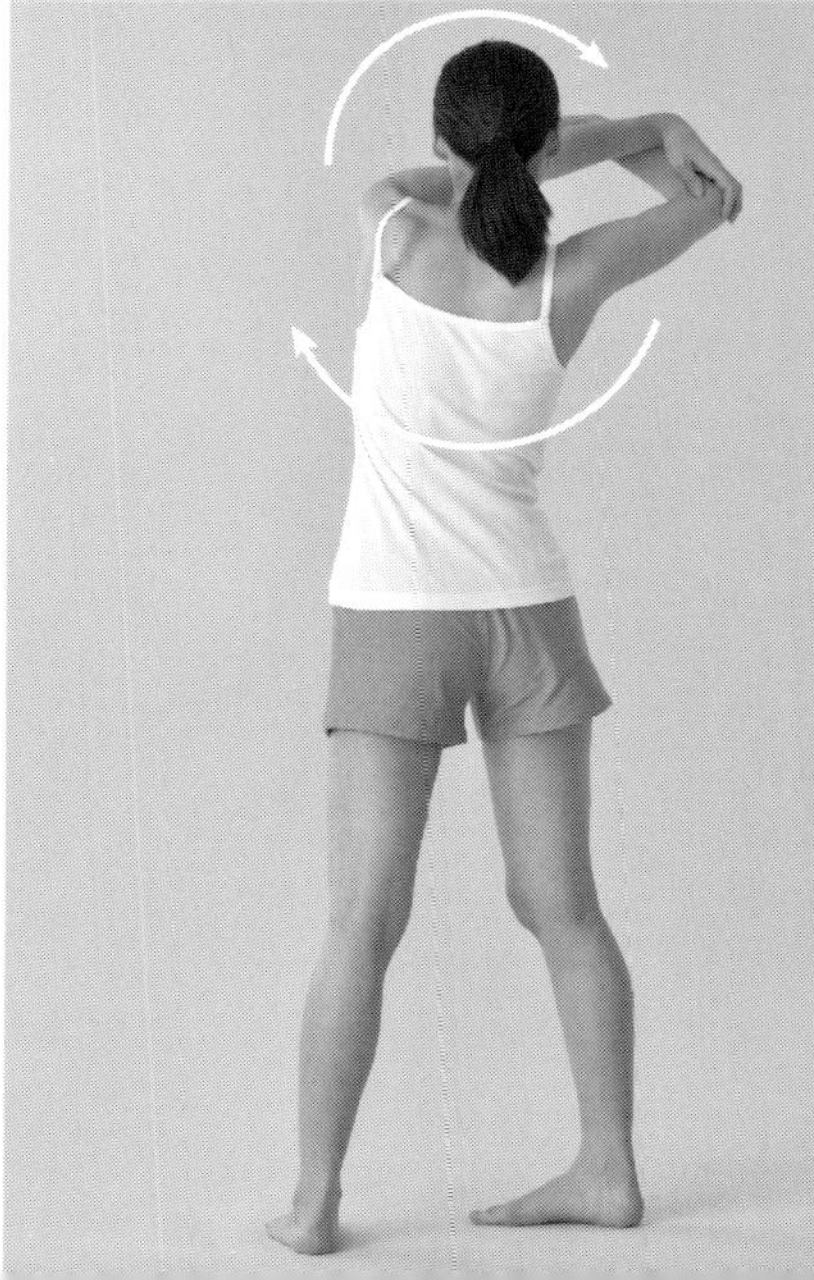

①立った状態で「肘まわし」のポーズ（73ページ参照）をとり、右足のつま先を90度内側に向ける。

※つらい場合は無理せず、曲げる角度を45度くらいにしてよい。

②両肘を押さえた状態のまま、時計回りにゆっくりと腕をまわす。

※7回1セットが目安。

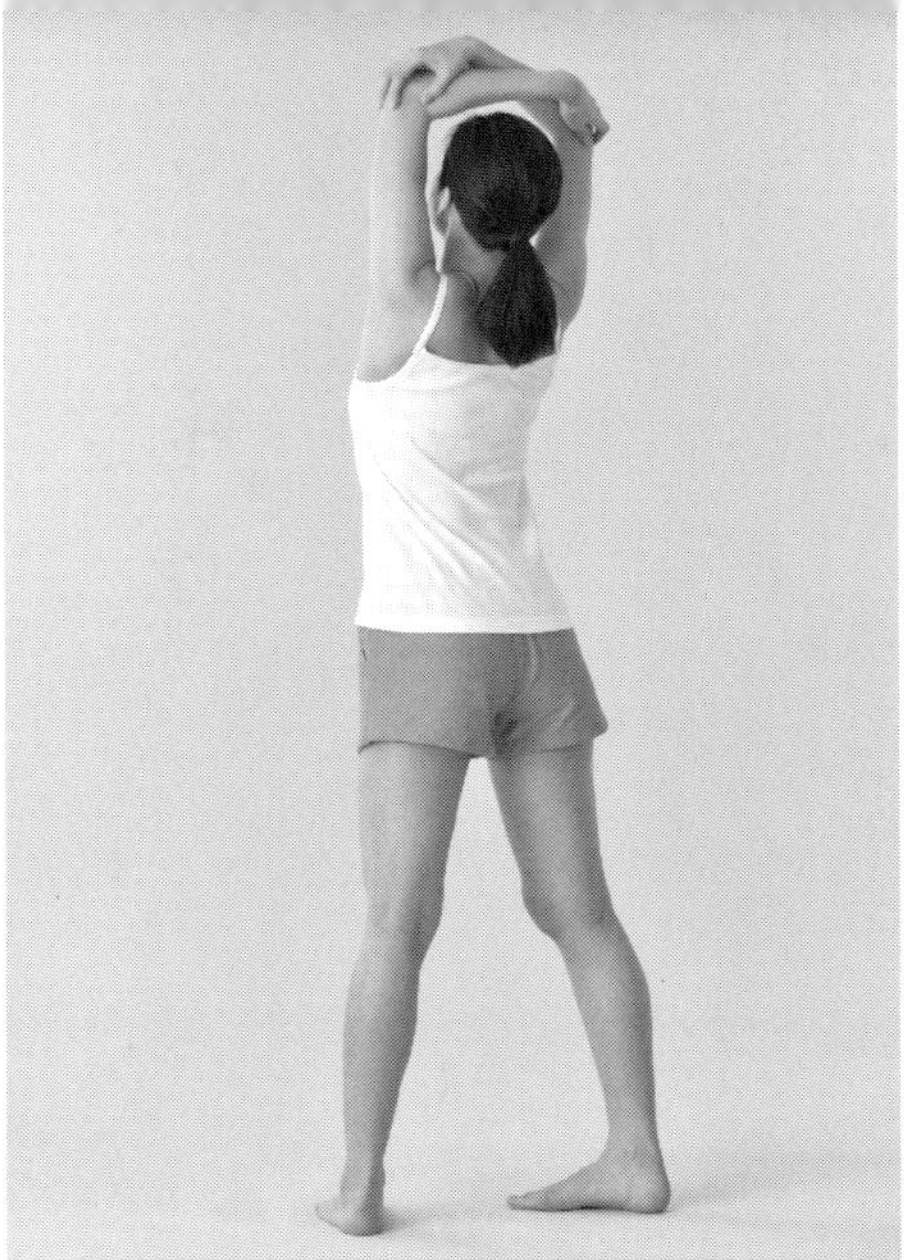

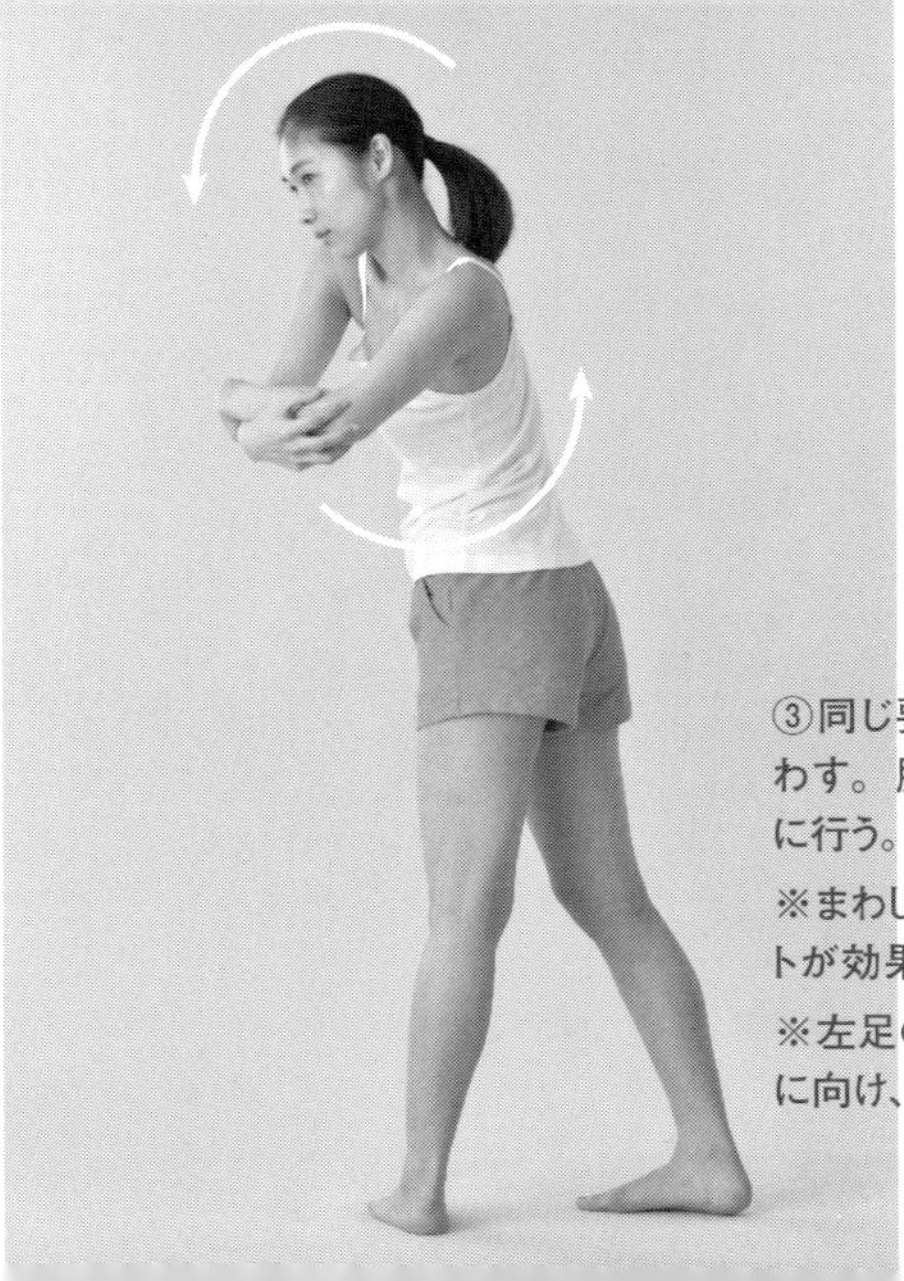

③同じ要領で反対側にもまわす。腕を組み替え、同様に行う。

※まわしにくくなる分、ウエストが効果的に刺激される。

※左足のつま先を90度内側に向け、同様に腕をまわす。

二の腕

部分やせを目指すうえで、二の腕のシェイプアップは特に大変。二の腕のプルプルしたたるみを改善したい人、必見のメソッドです。

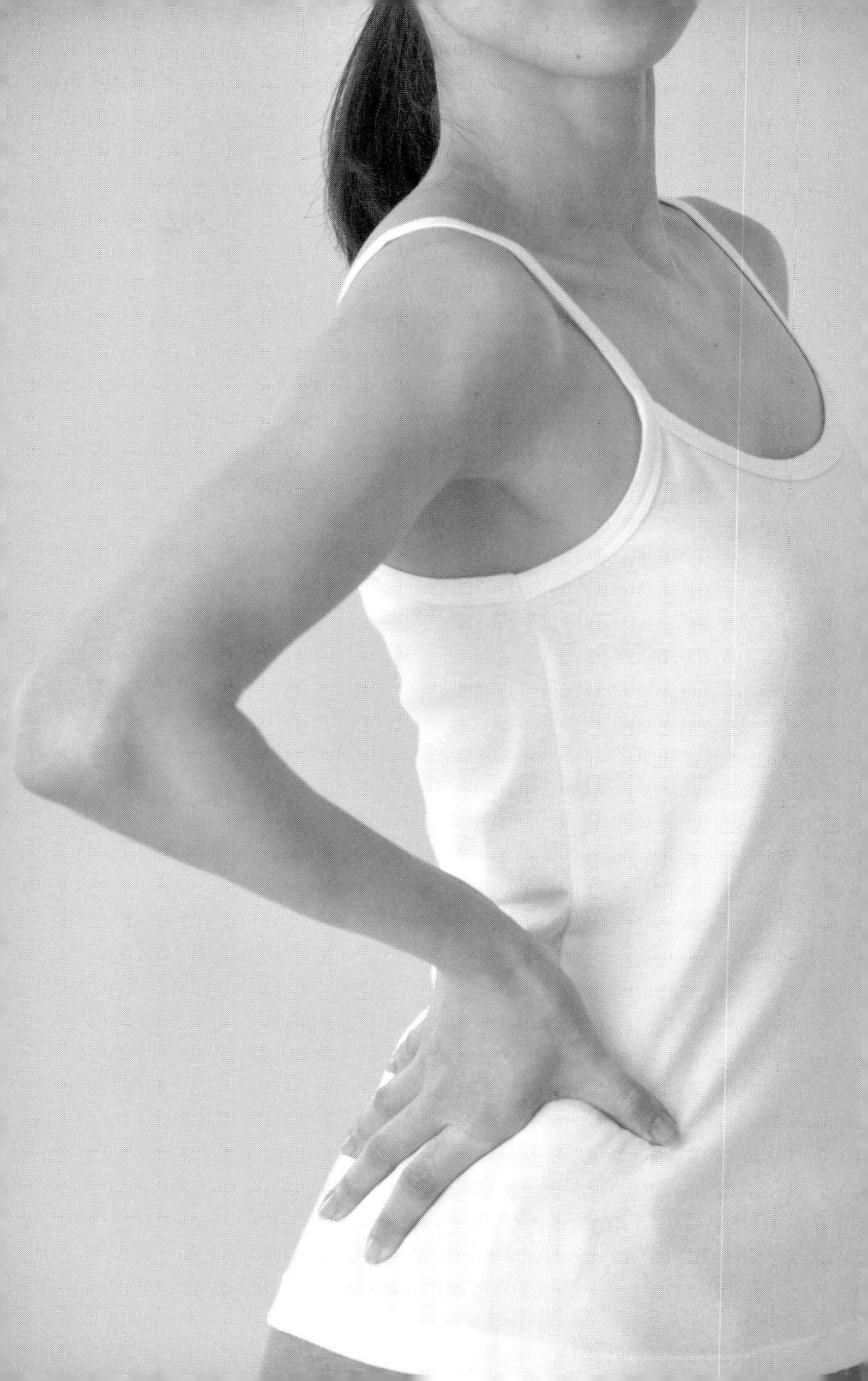

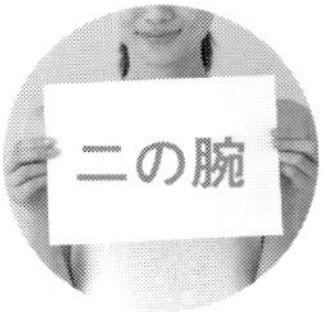

肘《ひじ》ワイパー

肘を押さえるポーズは、二の腕のたるみ解消にも効力を発揮します。手の向きを変えながら、車のワイパーのように腕を動かすと腕全体に刺激が伝わって、二の腕が引き締まりやすくなります。

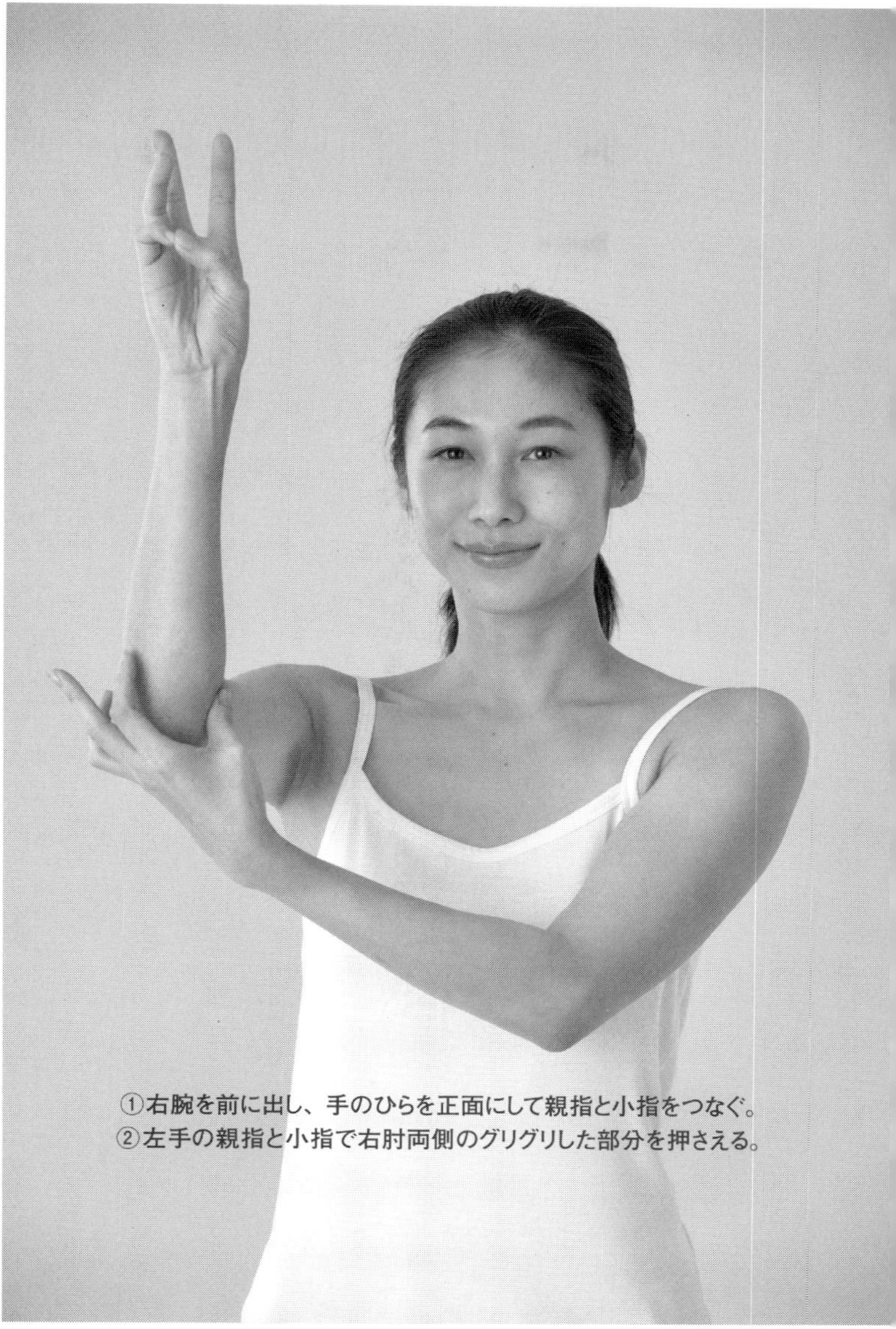

①右腕を前に出し、手のひらを正面にして親指と小指をつなぐ。
②左手の親指と小指で右肘両側のグリグリした部分を押さえる。

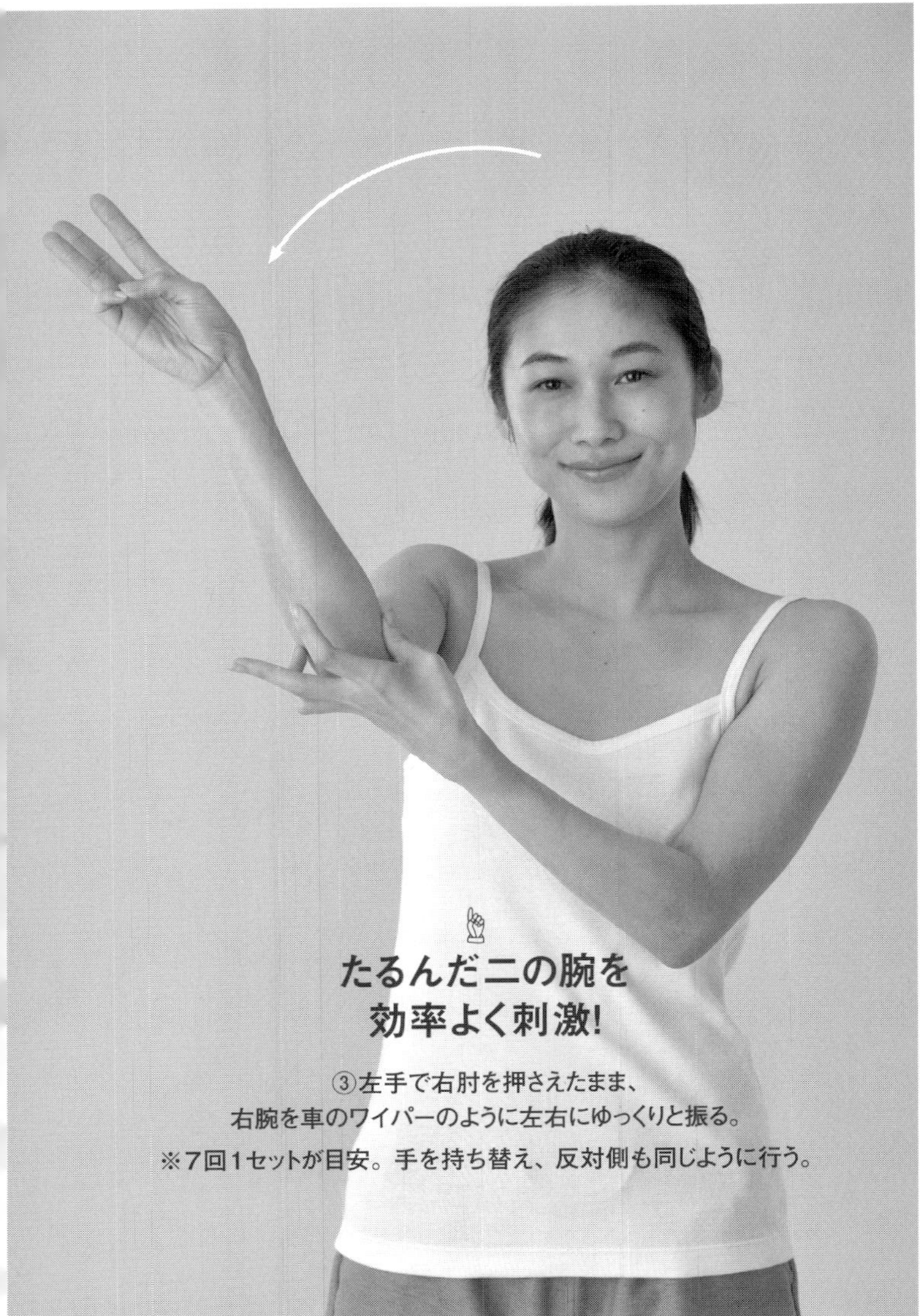

たるんだ二の腕を効率よく刺激!

③左手で右肘を押さえたまま、
右腕を車のワイパーのように左右にゆっくりと振る。
※7回1セットが目安。手を持ち替え、反対側も同じように行う。

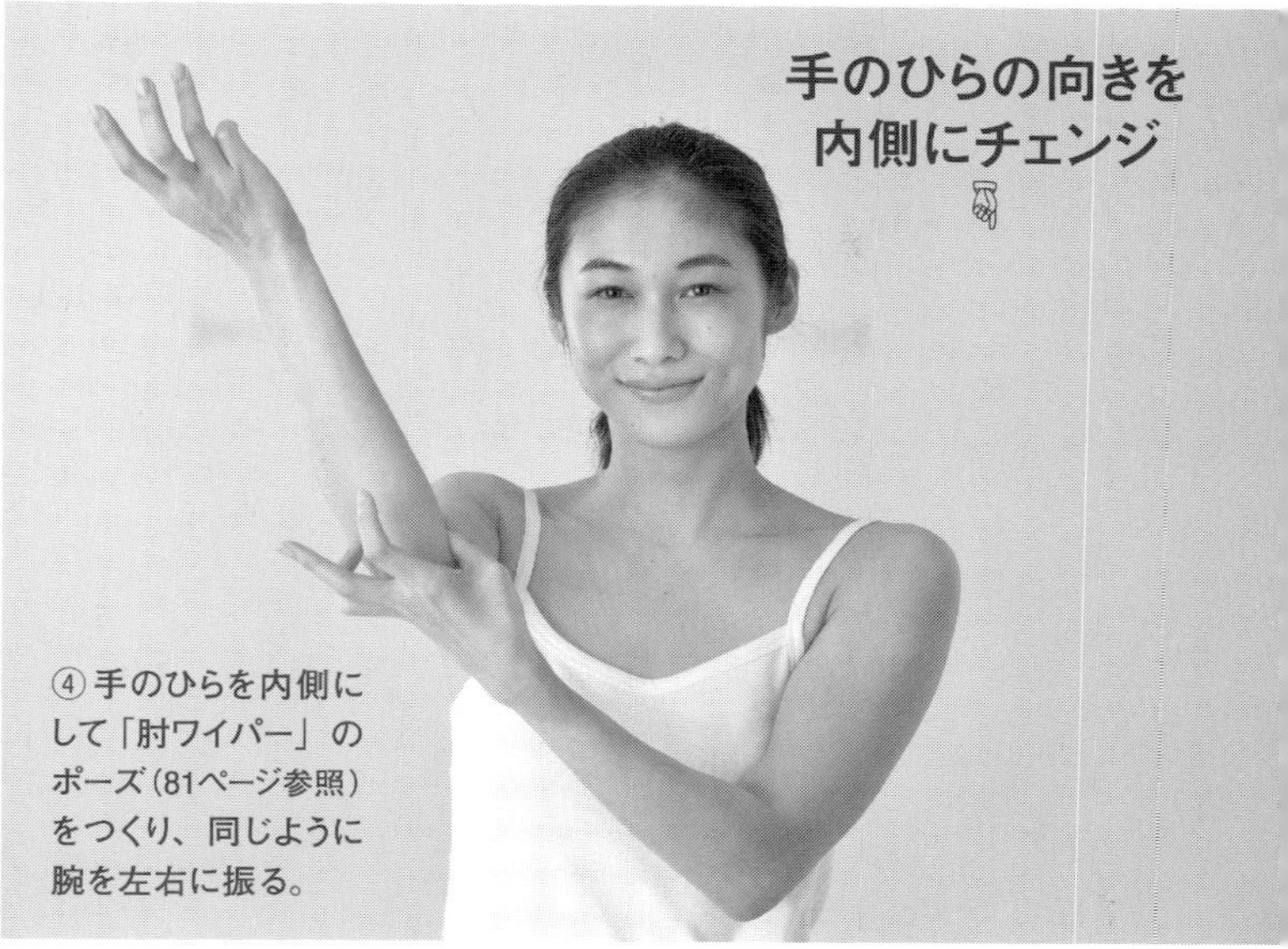
手のひらの向きを
内側にチェンジ
④手のひらを内側にして「肘ワイパー」のポーズ（81ページ参照）をつくり、同じように腕を左右に振る。

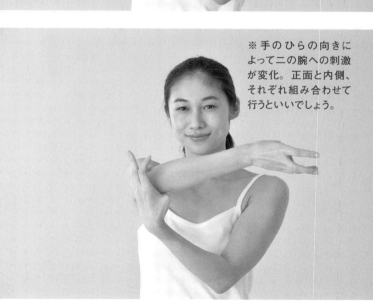

※手のひらの向きによって二の腕への刺激が変化。正面と内側、それぞれ組み合わせて行うといいでしょう。

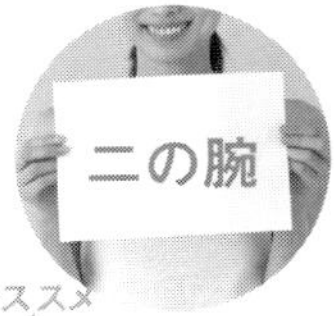

オススメ★

肘腕《ひじうで》伸ばし

「肘ワイパー」で二の腕を刺激したら、次は同じポーズで腕をスーッと天に伸ばしてみましょう。この「肘腕伸ばし」は二の腕のたるみを改善するだけでなく、首や肩のコリもほぐしてくれます。

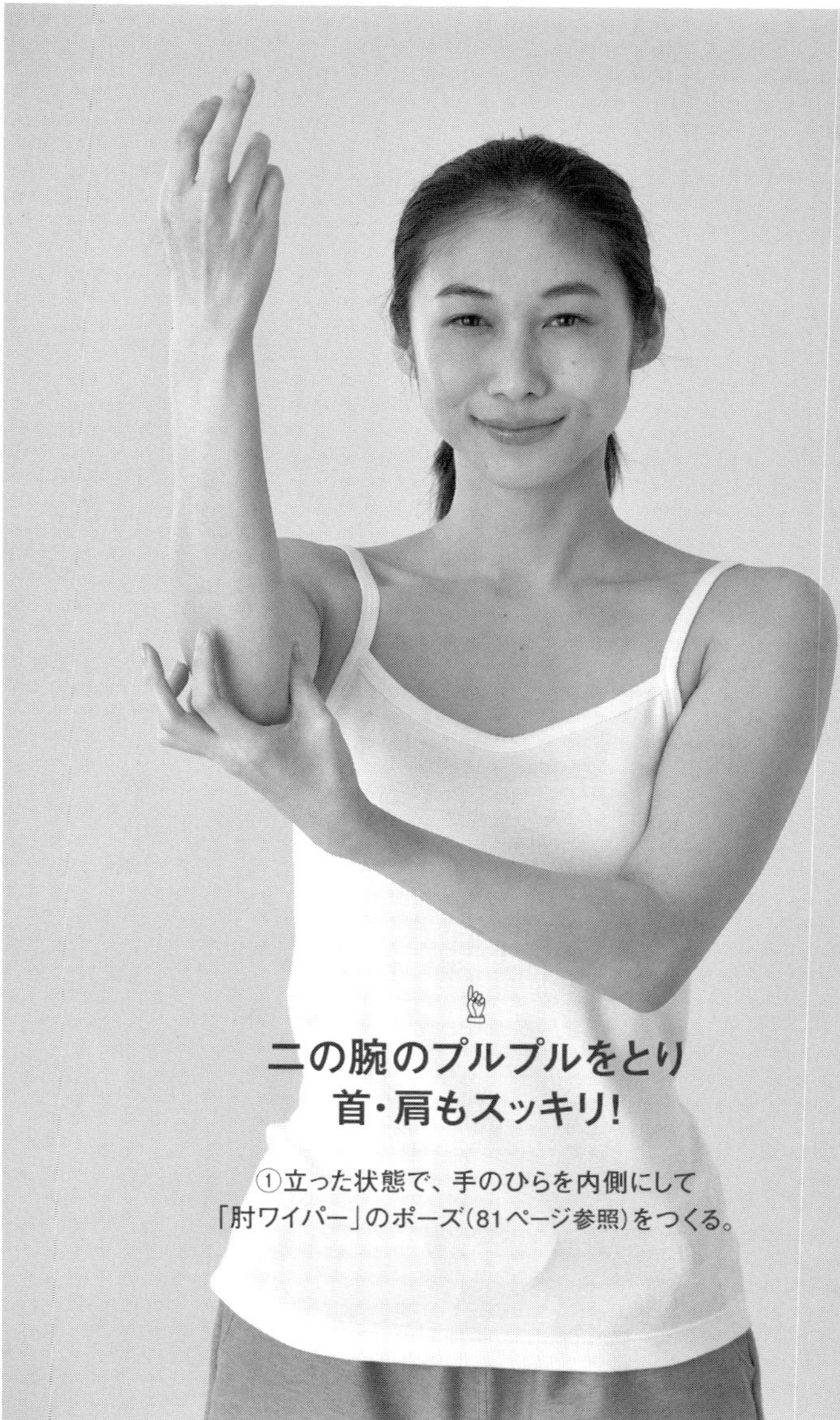

二の腕のプルプルをとり 首・肩もスッキリ!

①立った状態で、手のひらを内側にして
「肘ワイパー」のポーズ(81ページ参照)をつくる。

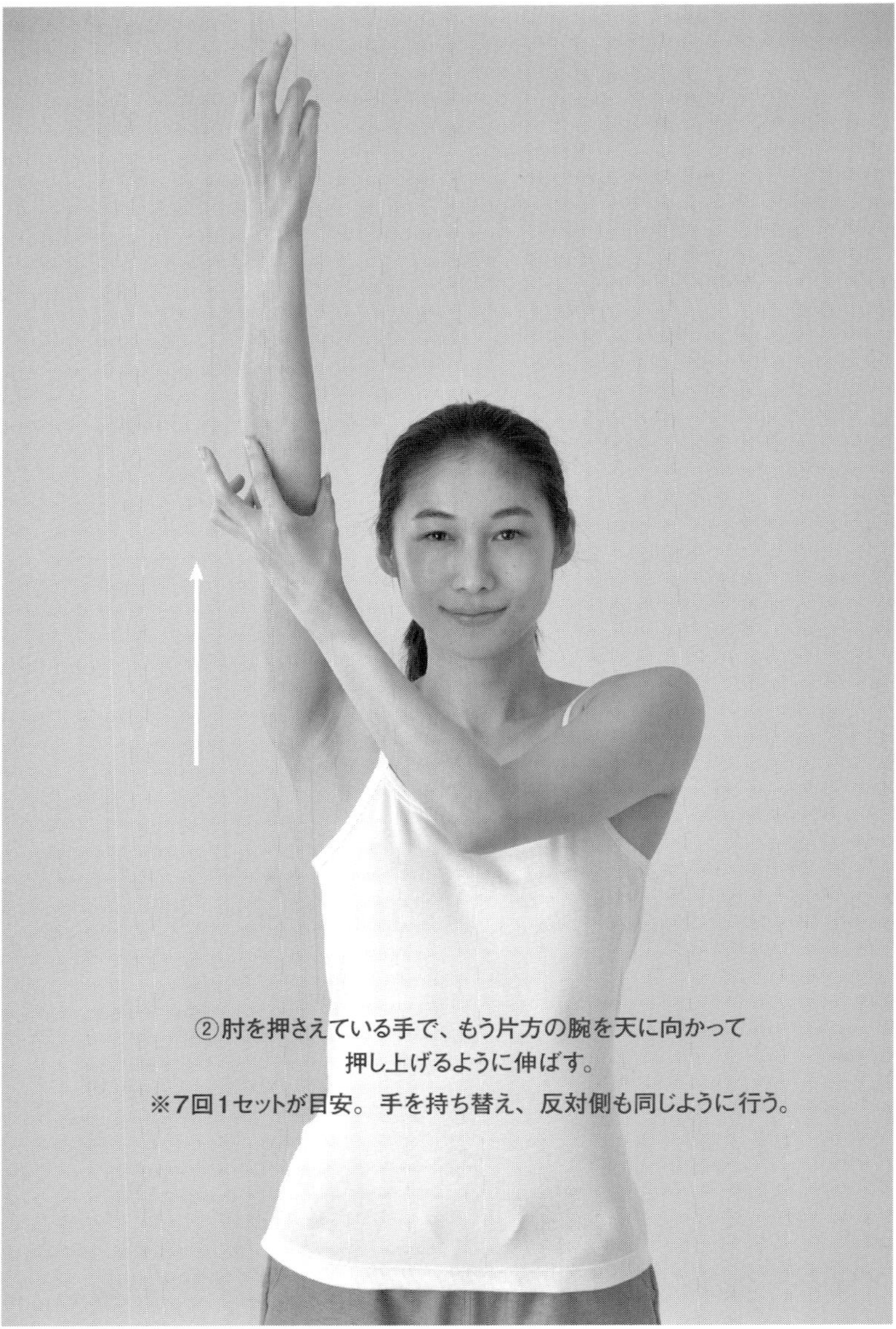

②肘を押さえている手で、もう片方の腕を天に向かって
押し上げるように伸ばす。

※7回1セットが目安。手を持ち替え、反対側も同じように行う。

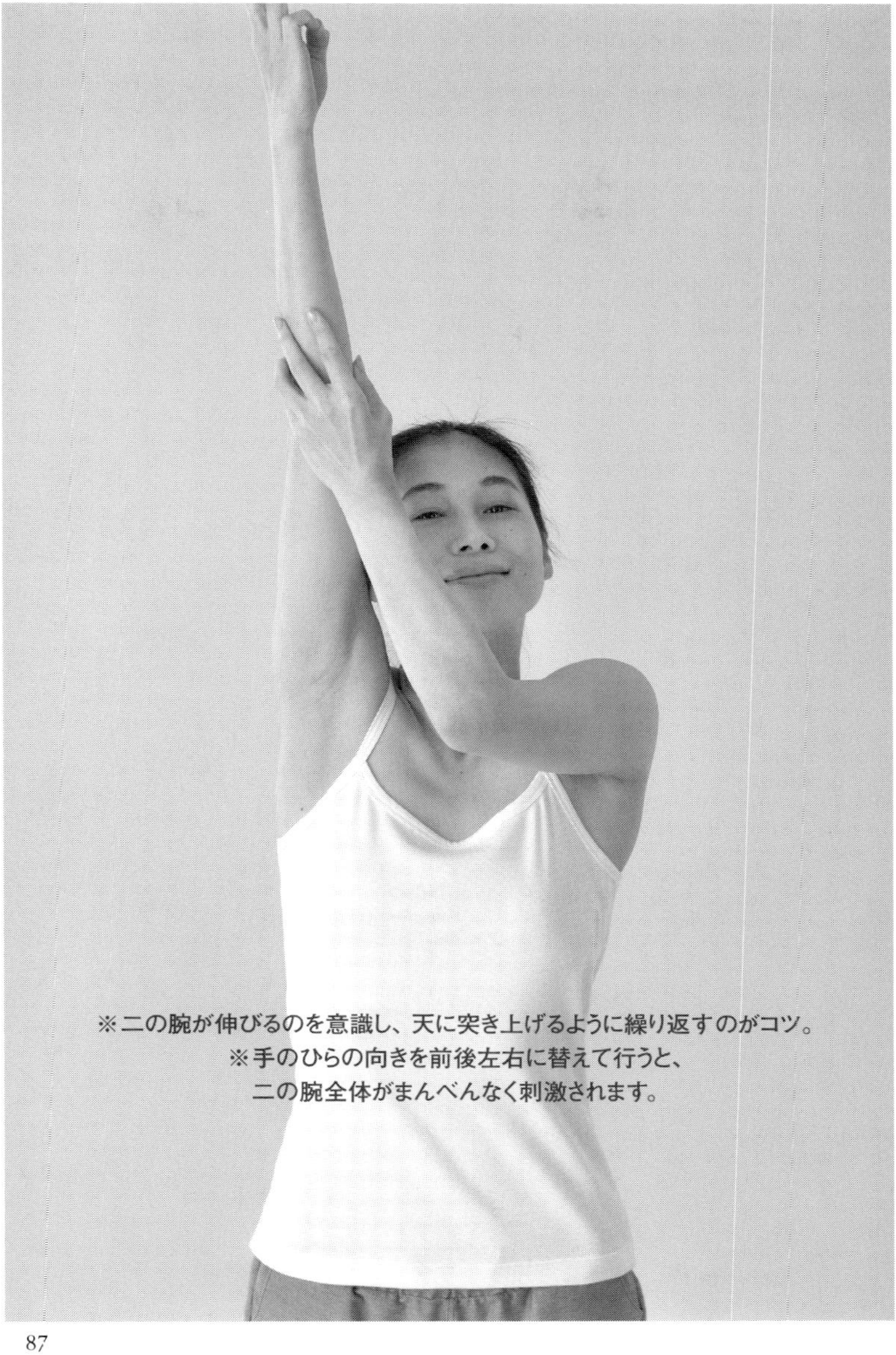
※二の腕が伸びるのを意識し、天に突き上げるように繰り返すのがコツ。
※手のひらの向きを前後左右に替えて行うと、
二の腕全体がまんべんなく刺激されます。

やせる力
骨ストレッチ
Chapter
6

脚

スラリとした美脚には、股関節、太ももの内側にある内転筋、足首、膝などへの刺激が欠かせません。骨ストレッチで脚全体をほぐすと、日常の身のこなしもとてもラクになります。

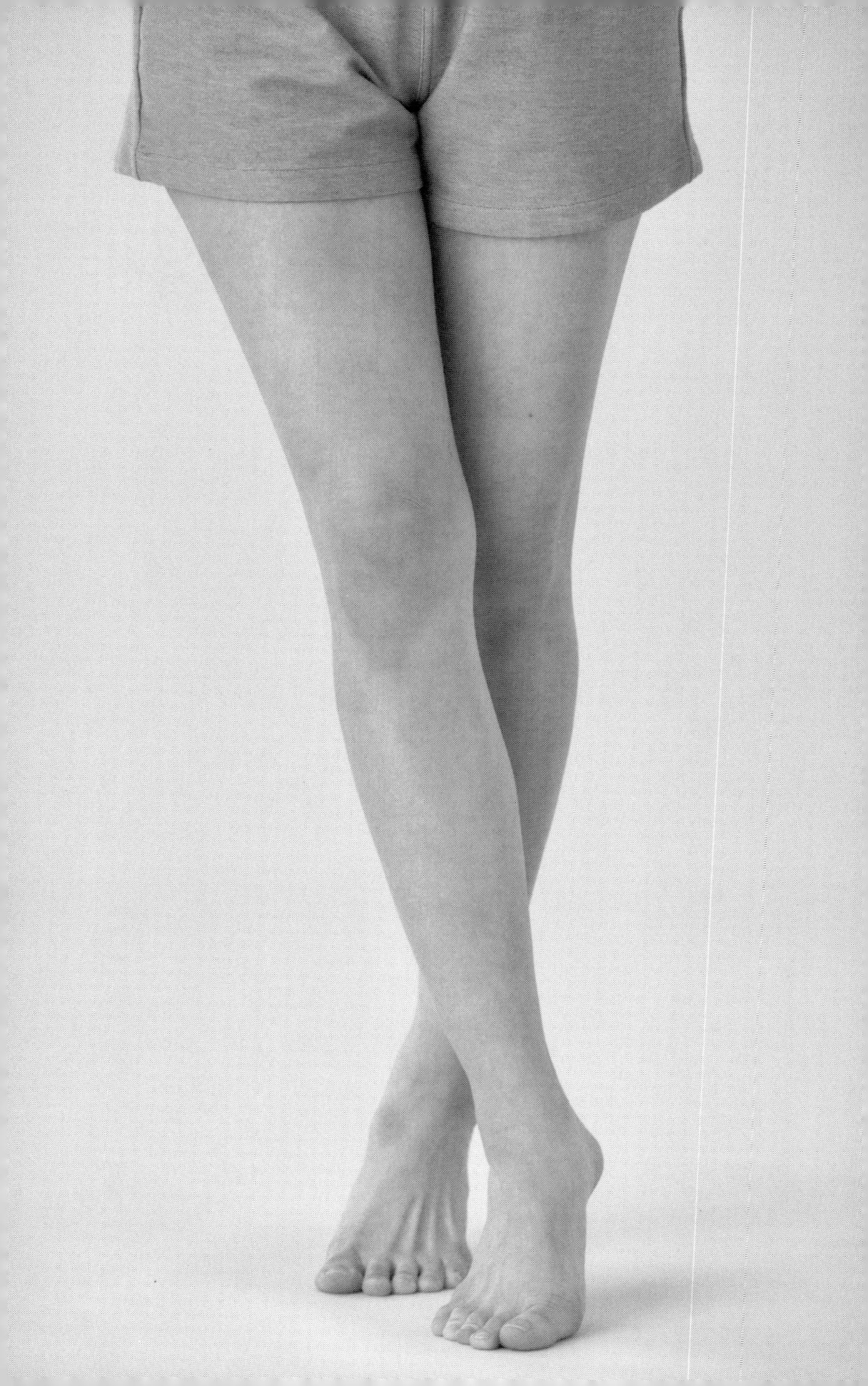

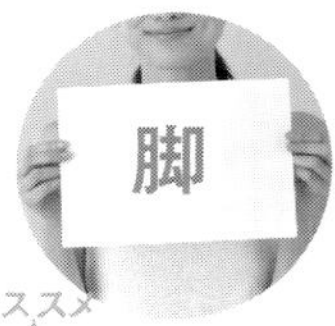

オススメ★

鎖《さ》骨《こっ》股《こ》関《かん》節《せつ》まわし

下半身のしなやかな動きは、股関節の滑らかさが大きく影響します。ほぐすのが難しいこの部位には、「鎖骨股関節まわし」が最適。股関節にはリンパが密集しているため、むくみの解消にも効果的です。

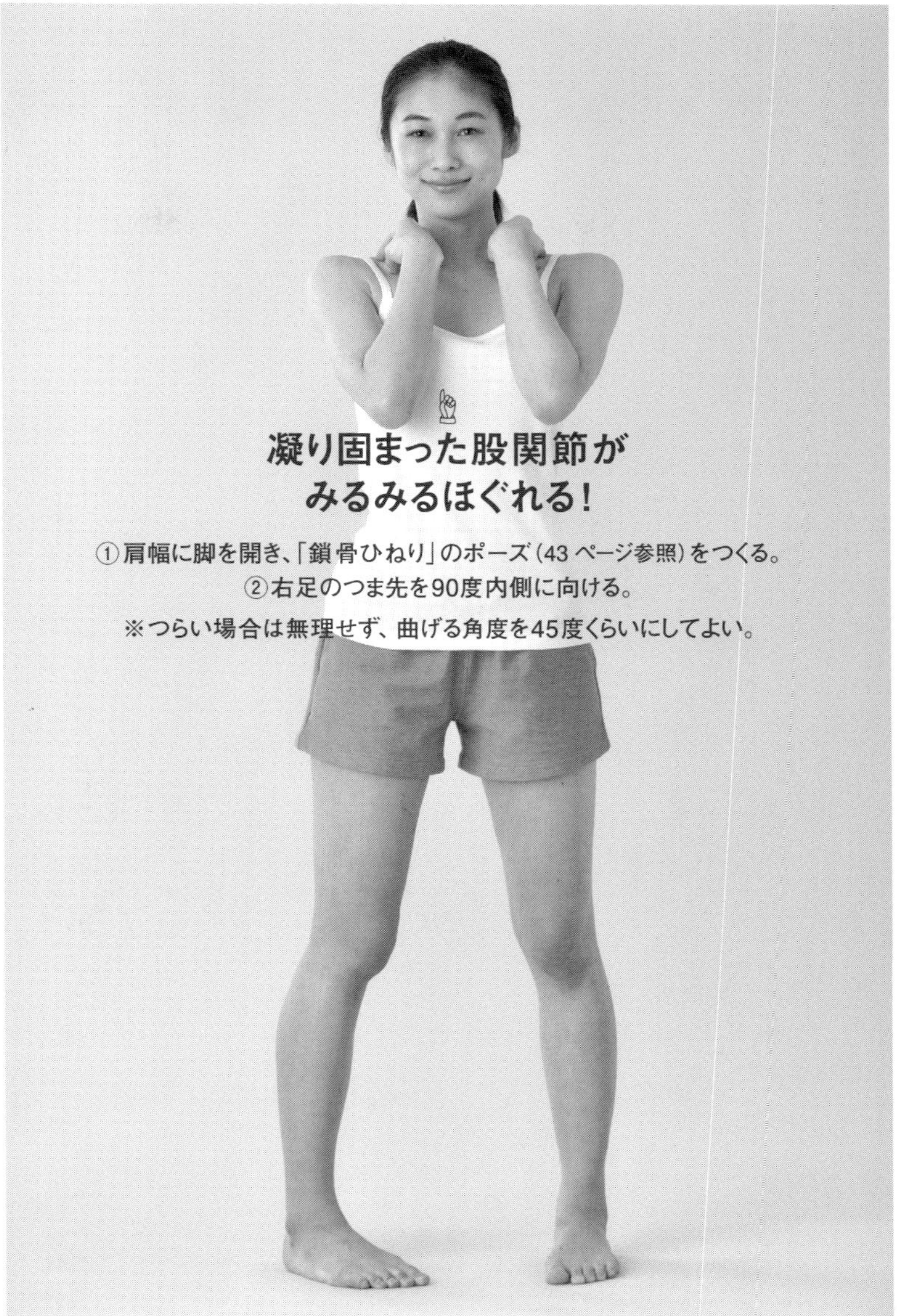

凝り固まった股関節がみるみるほぐれる!

①肩幅に脚を開き、「鎖骨ひねり」のポーズ（43ページ参照）をつくる。

②右足のつま先を90度内側に向ける。

※つらい場合は無理せず、曲げる角度を45度くらいにしてよい。

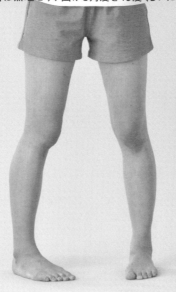

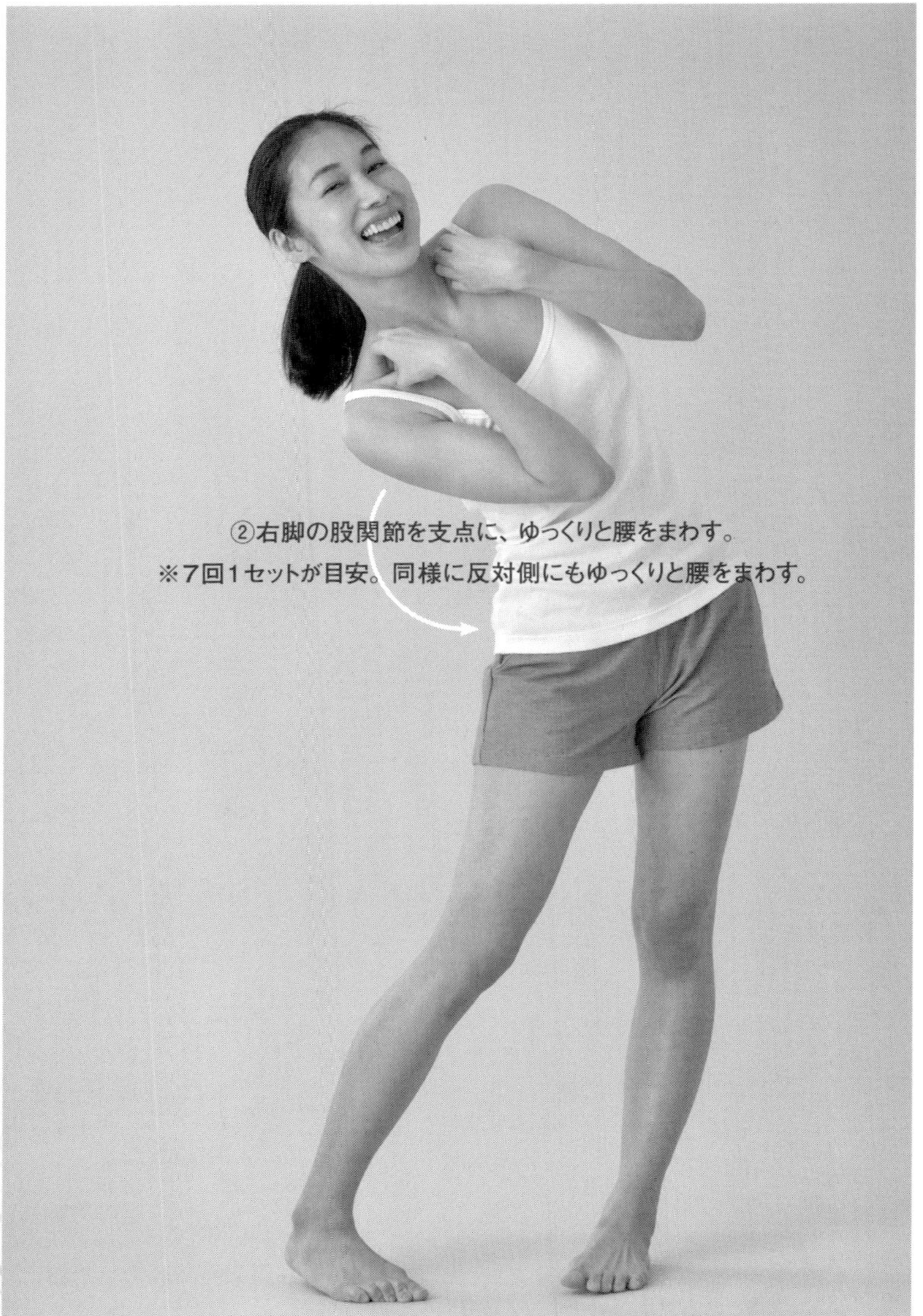

②右脚の股関節を支点に、ゆっくりと腰をまわす。
※7回1セットが目安。同様に反対側にもゆっくりと腰をまわす。

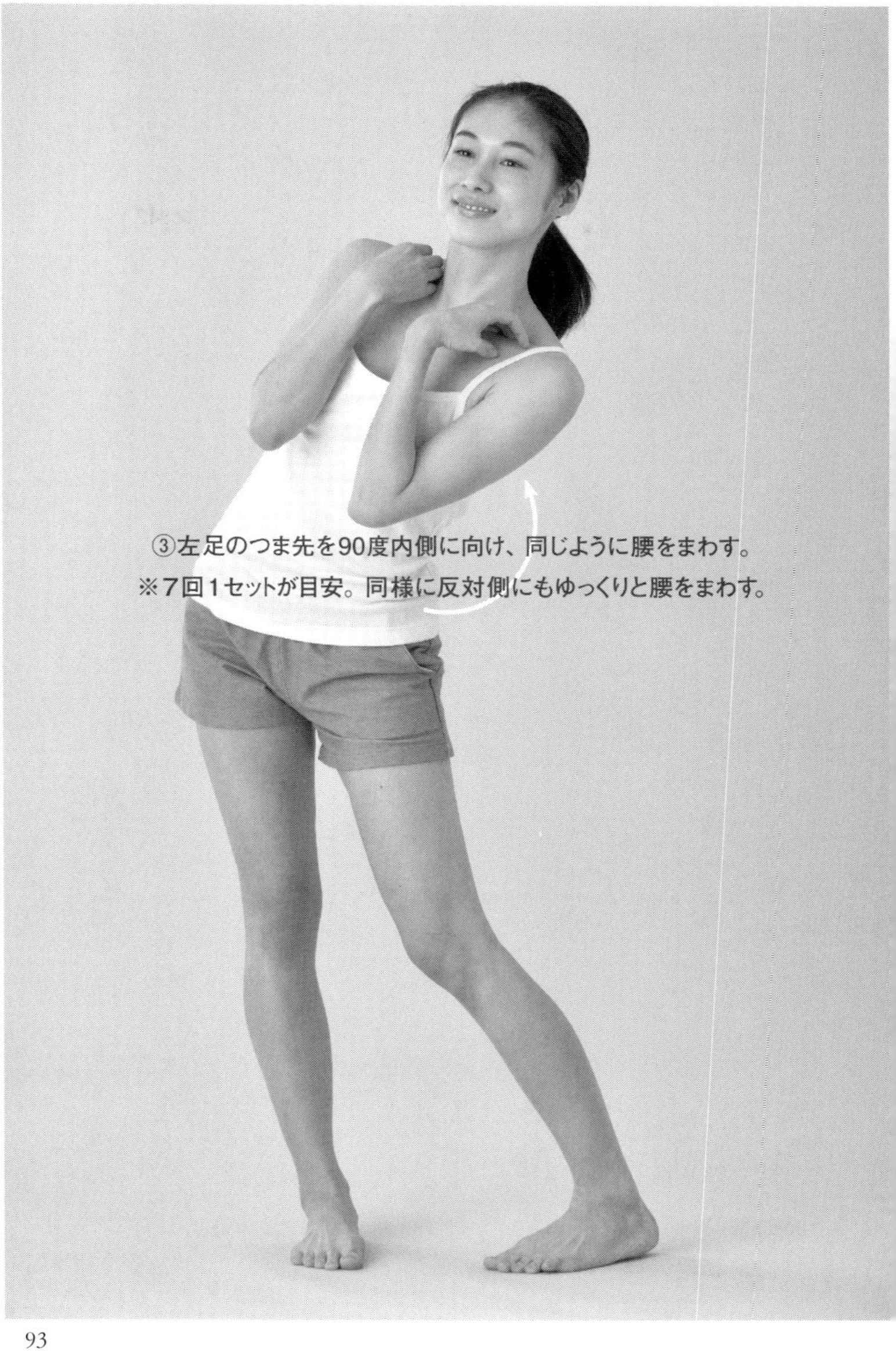

③左足のつま先を90度内側に向け、同じように腰をまわす。
※7回1セットが目安。同様に反対側にもゆっくりと腰をまわす。

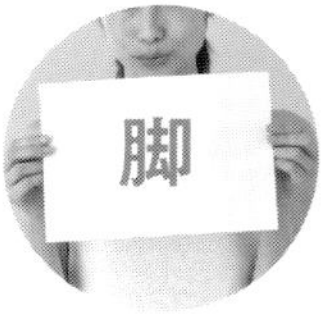

足首まわし

脚のむくみ取りに最適なのが、足の指や膝を押さえながらまわす「足首まわし」です。硬化しやすい足首が柔軟になり、身のこなしがとてもスムーズになります。

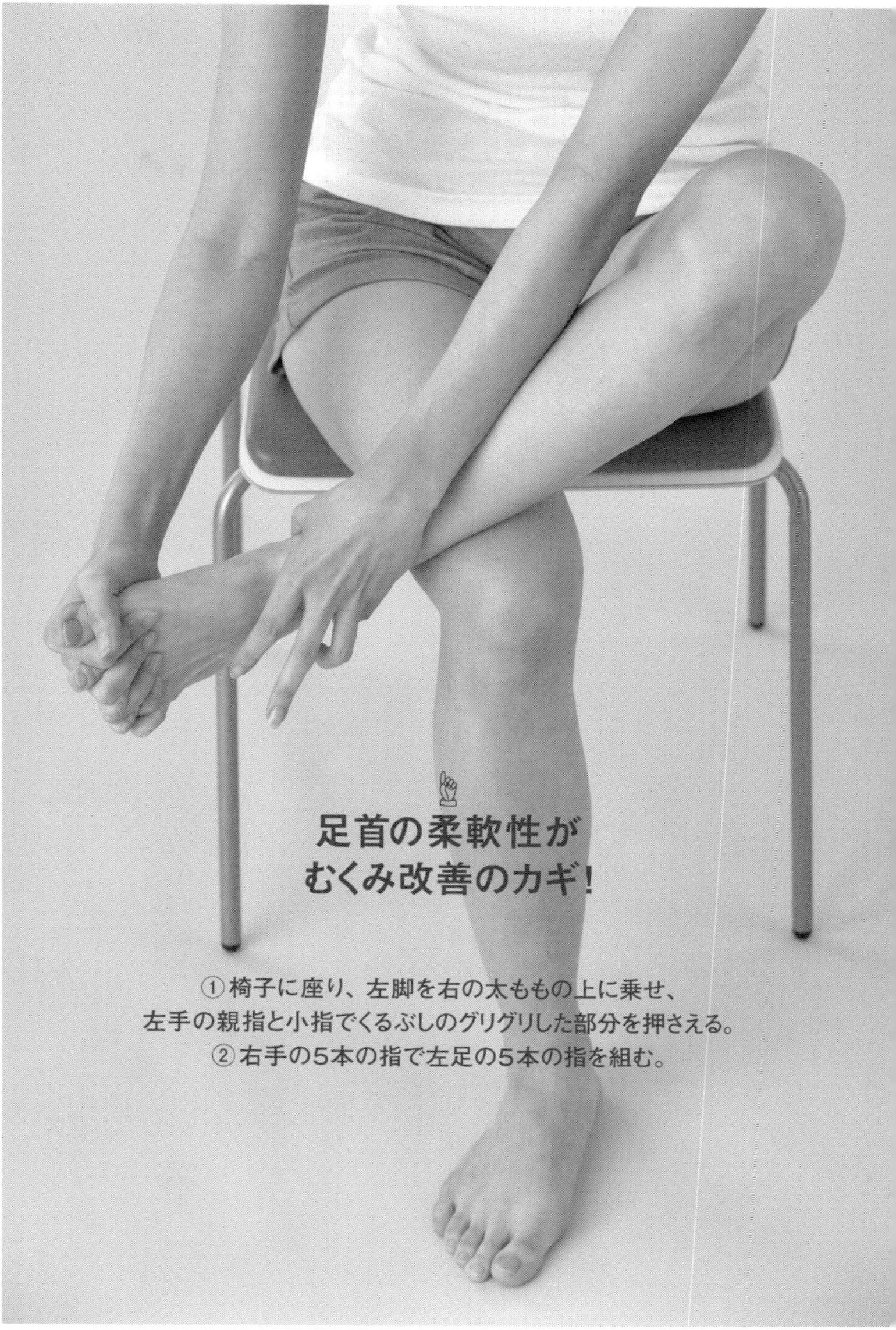

足首の柔軟性が
むくみ改善のカギ！

① 椅子に座り、左脚を右の太ももの上に乗せ、
左手の親指と小指でくるぶしのグリグリした部分を押さえる。
② 右手の5本の指で左足の5本の指を組む。

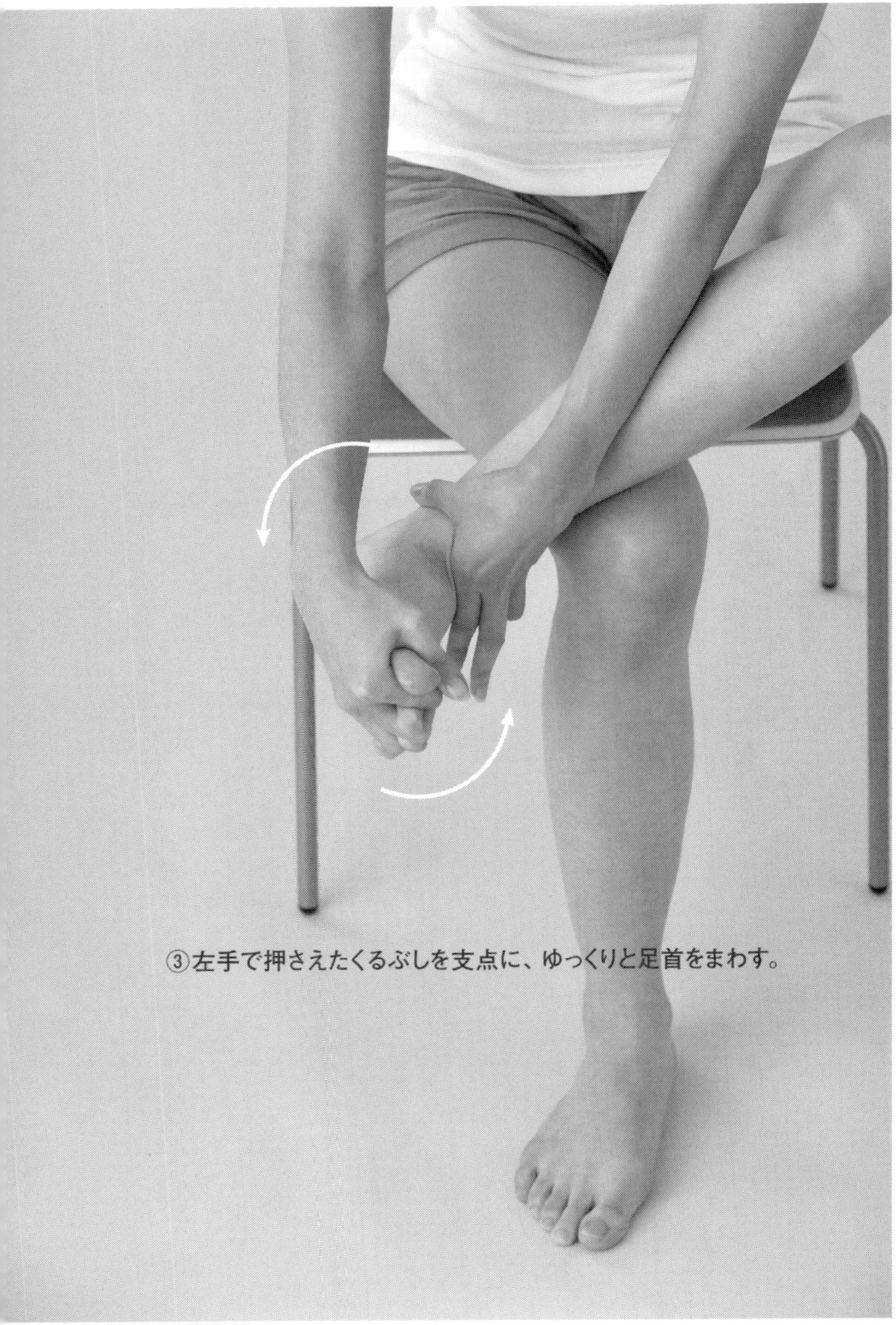

③左手で押さえたくるぶしを支点に、ゆっくりと足首をまわす。

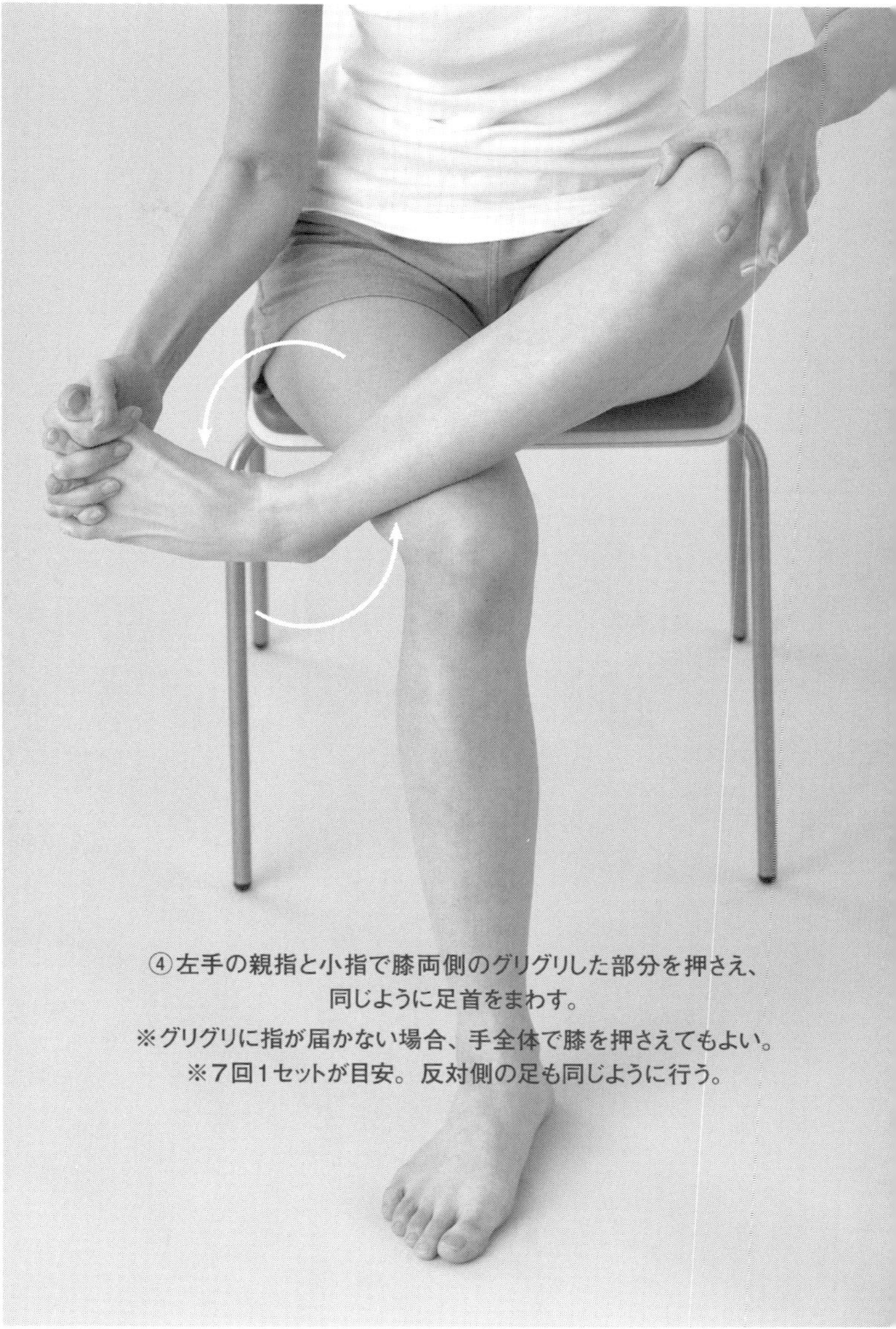

④左手の親指と小指で膝両側のグリグリした部分を押さえ、
同じように足首をまわす。
※グリグリに指が届かない場合、手全体で膝を押さえてもよい。
※７回１セットが目安。 反対側の足も同じように行う。

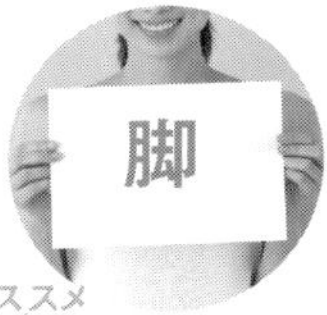

オススメ★

鎖骨《さこつ》股割《またわり》ほぐし

股関節の柔軟性アップには「股割り」がおすすめ。鎖骨を押さえる骨ストレッチ流の股割りは、誰でも簡単に実践でき、鍛えにくい太ももの内側の筋肉（内転筋）を効果的に刺激することができます。

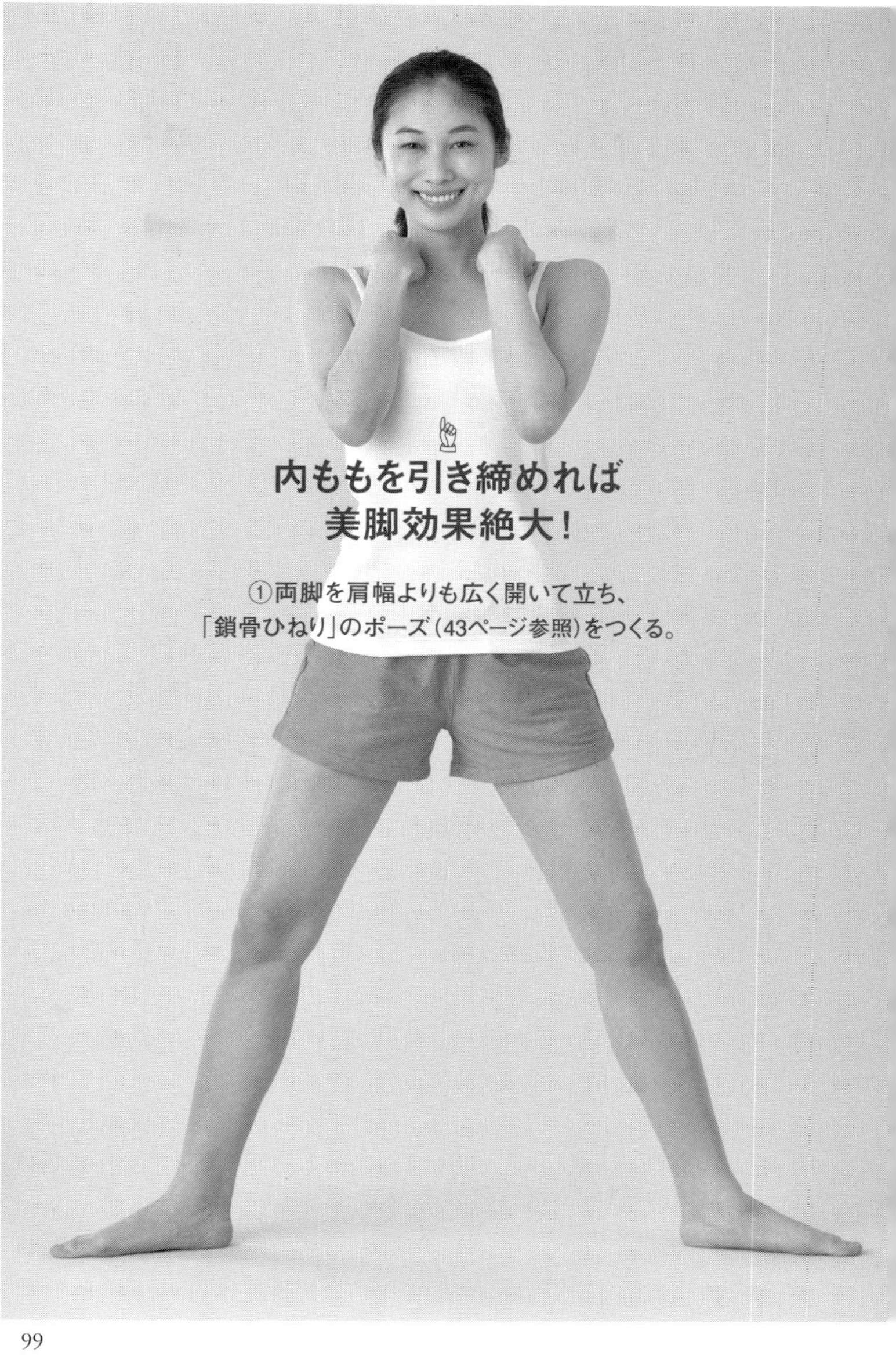

内ももを引き締めれば美脚効果絶大！

①両脚を肩幅よりも広く開いて立ち、
「鎖骨ひねり」のポーズ（43ページ参照）をつくる。

②鎖骨を押さえた状態で膝を曲げ、ゆっくりと腰を落とす。

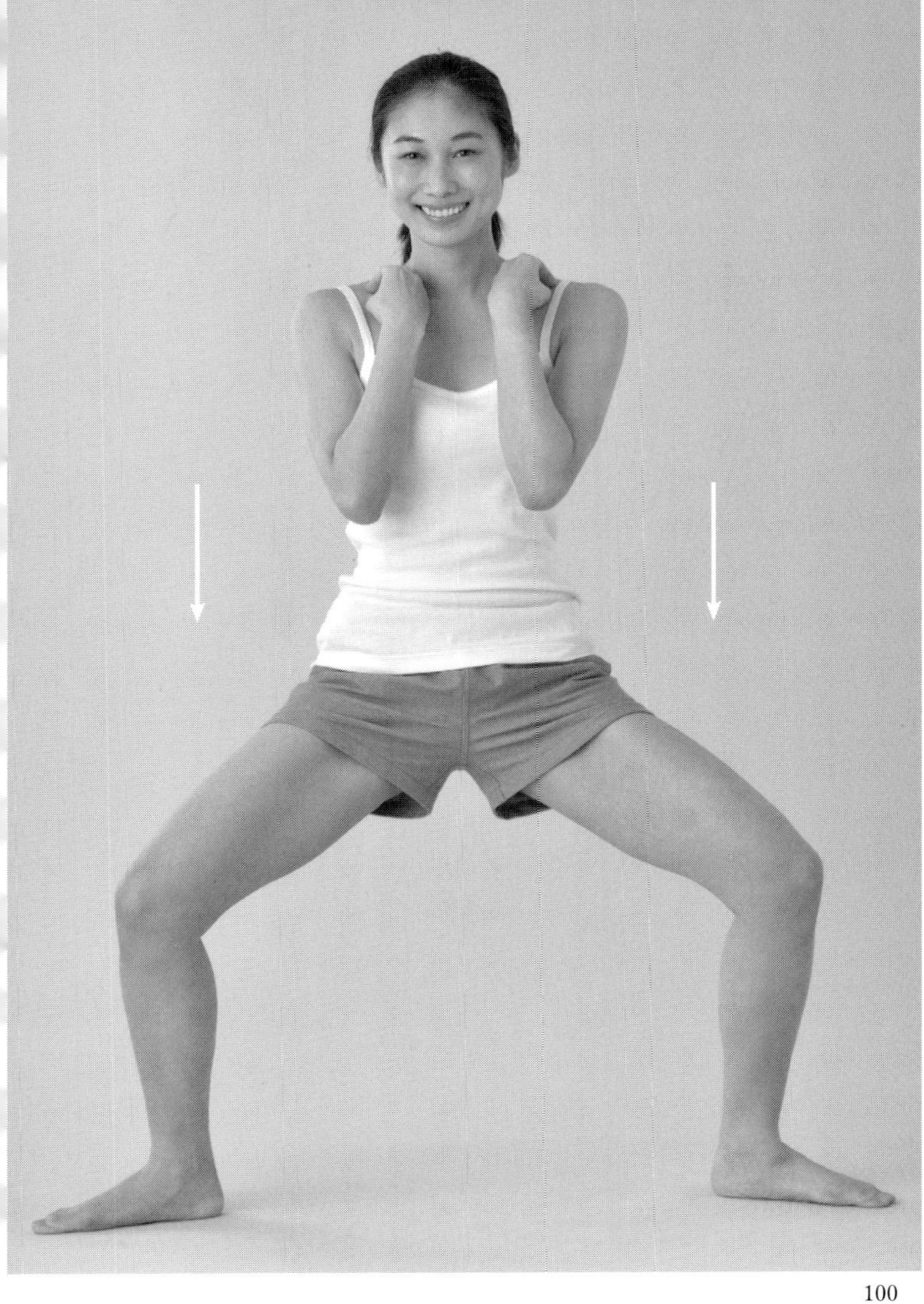

③膝が内側に入らないように気をつけながら、無理のない範囲で曲げていく。

※７回１セットが目安。

※鎖骨を押さえると体幹がぶれなくなるので、体の硬い人でも
腰が深く沈むようになり、内転筋が効率よく刺激されます。
姿勢が良くなり、歩行がラクになる効果も。

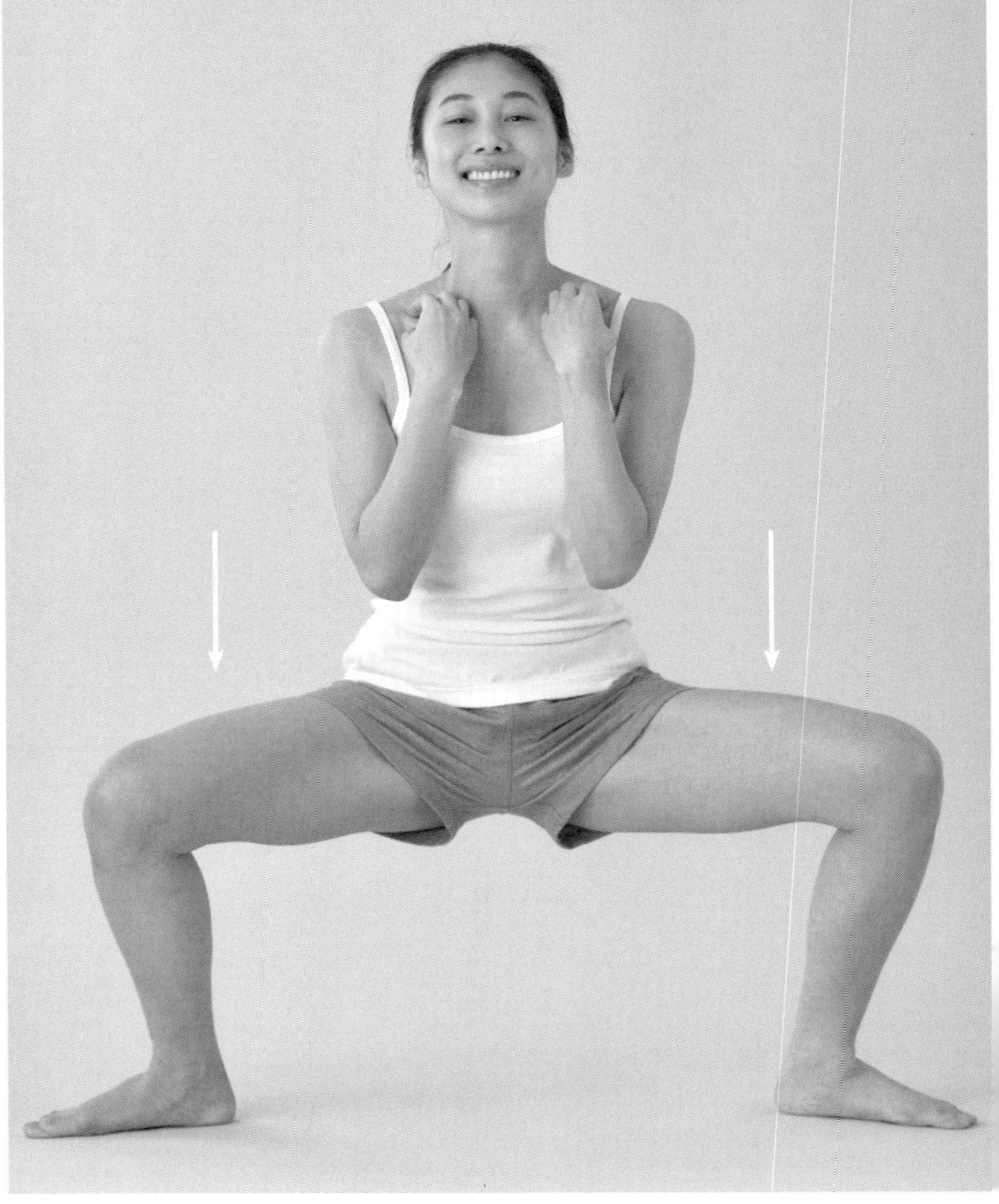

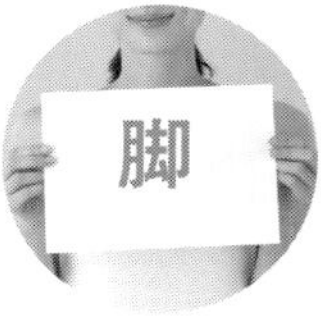

膝《ひざ》押さえ股《こ》関《かん》節《せつ》ほぐし

股関節をほぐすもう一つのポイントは膝の活用にあります。日常の運動不足とストレスで硬直した股関節を、簡単な「膝押さえ股関節ほぐし」で解放させましょう。慢性的な膝の痛みにも効果的です。

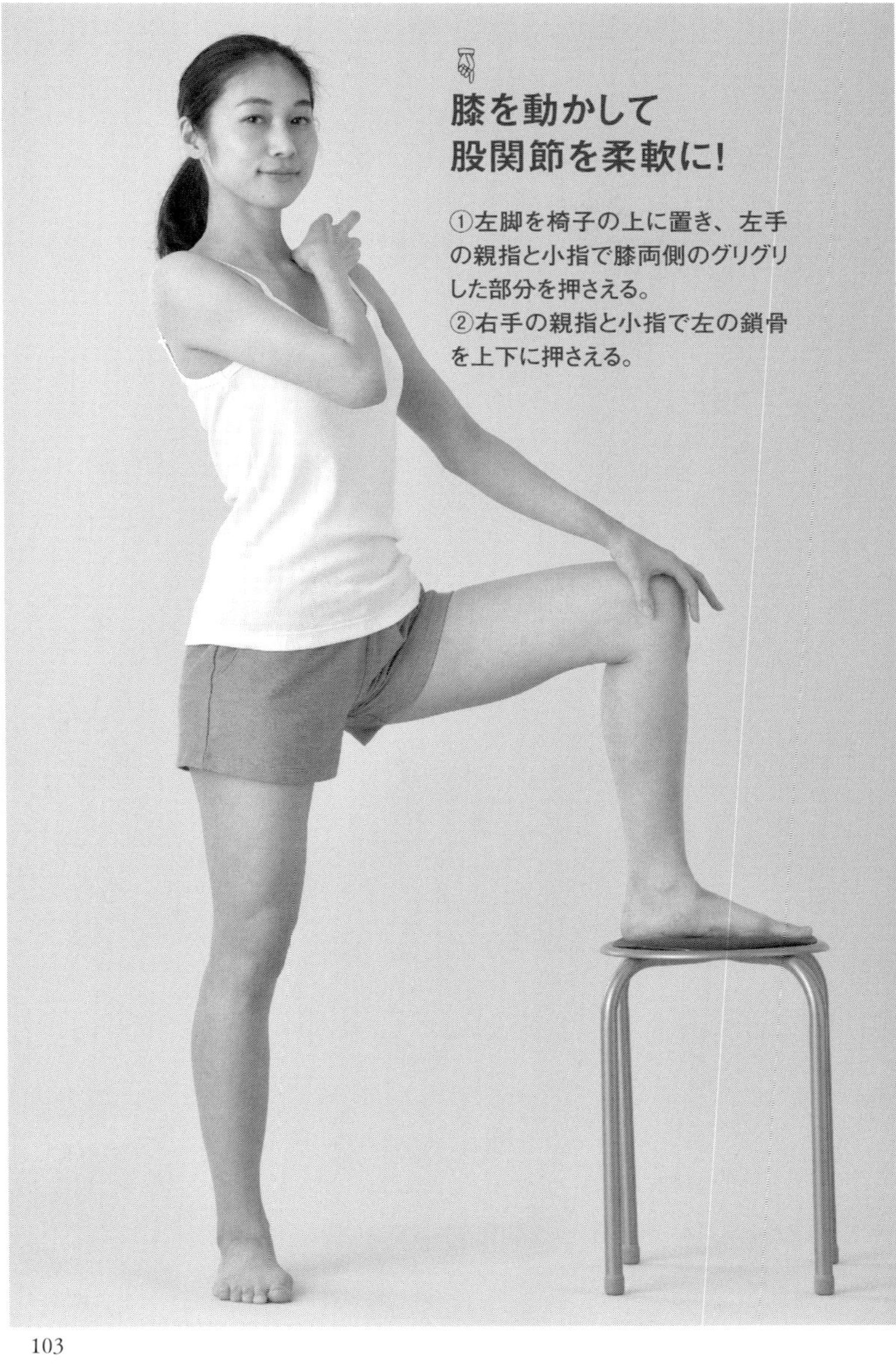

膝を動かして
股関節を柔軟に!

①左脚を椅子の上に置き、左手の親指と小指で膝両側のグリグリした部分を押さえる。
②右手の親指と小指で左の鎖骨を上下に押さえる。

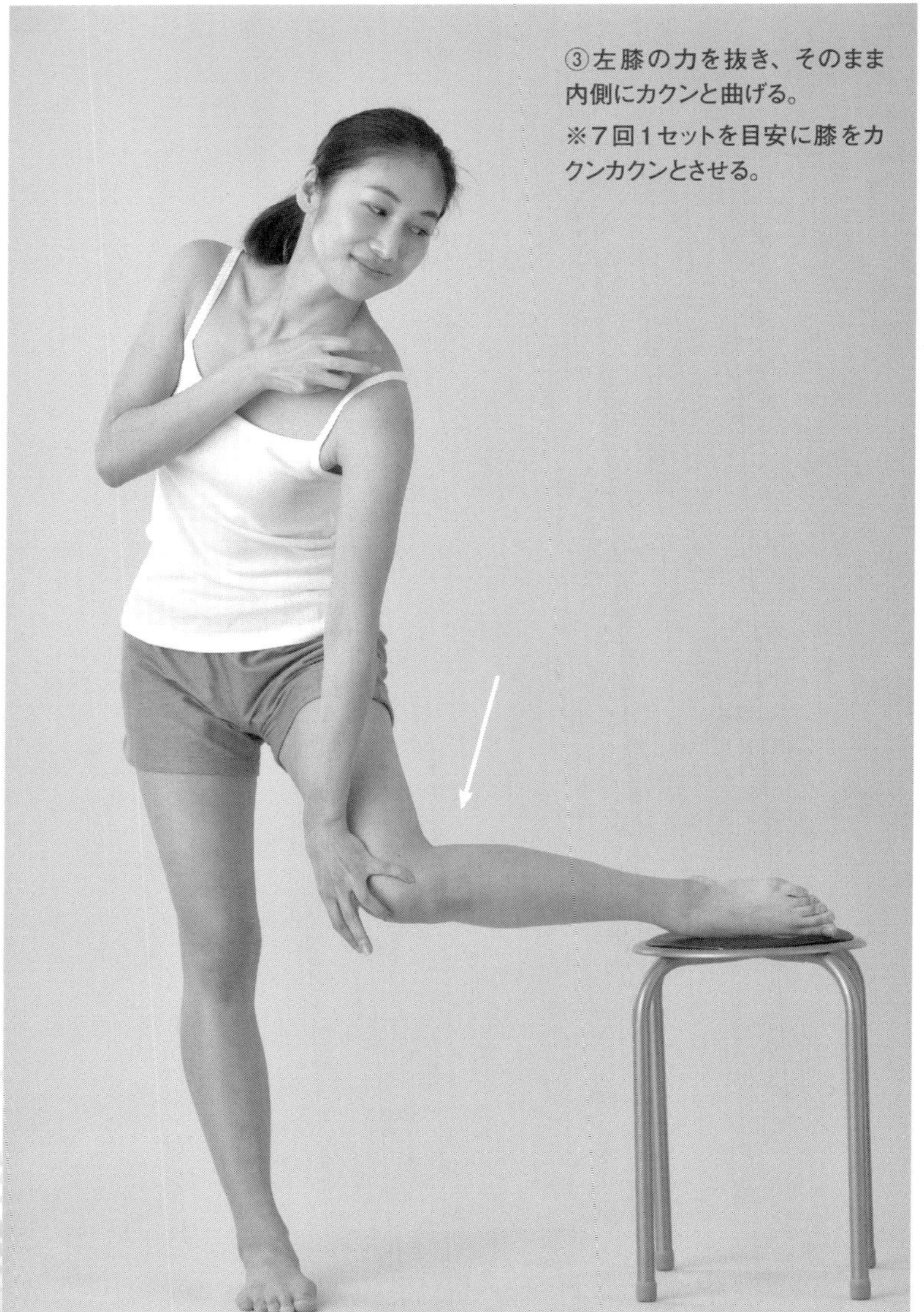

③左膝の力を抜き、そのまま内側にカクンと曲げる。

※7回1セットを目安に膝をカクンカクンとさせる。

④右脚を椅子の上に置き、反対側も同じように行う(7回1セットが目安)。

※膝の力を抜き、姿勢が多少崩れるくらいに膝をカクンとさせるのがコツです。

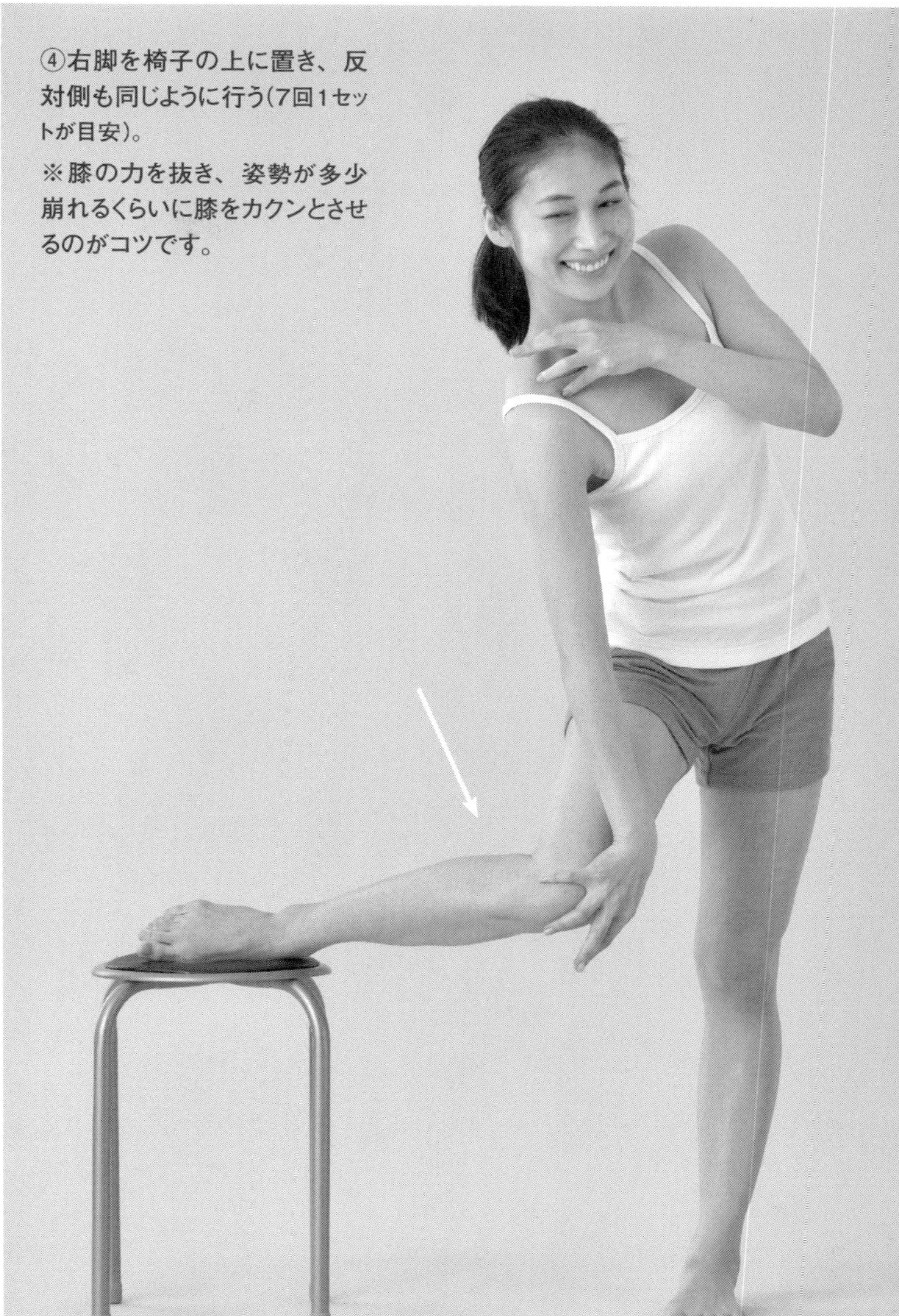

お尻

キュッと締まったきれいなお尻は、部分やせダイエットのなかでも難関のひとつ。ヒップラインを心地よく引き上げ、たるみをなくし、憧れの「美尻」を実現させましょう。

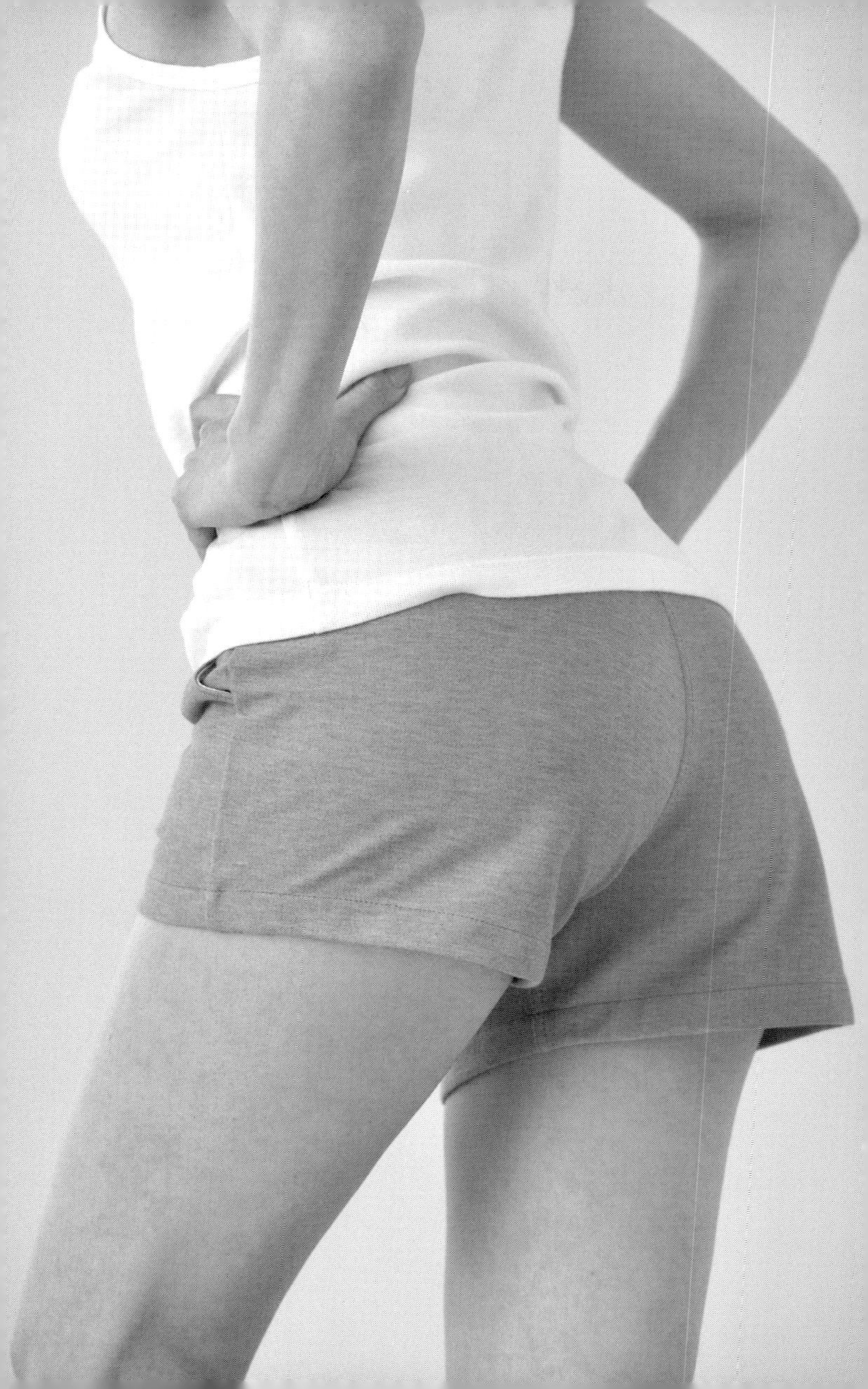

やせる力
骨ストレッチ

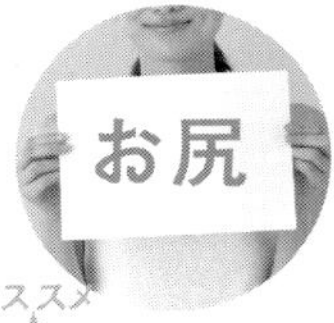

オススメ★

肘《ひじ》押さえスクワット

ヒップラインを引き上げるのにおすすめなのが、「肘押さえスクワット」。親指と小指で肘を押さえることで、スクワット効果が倍増。膝に負担をかけないゆっくり目の屈伸で、自然とお尻が引き締まっていきます。

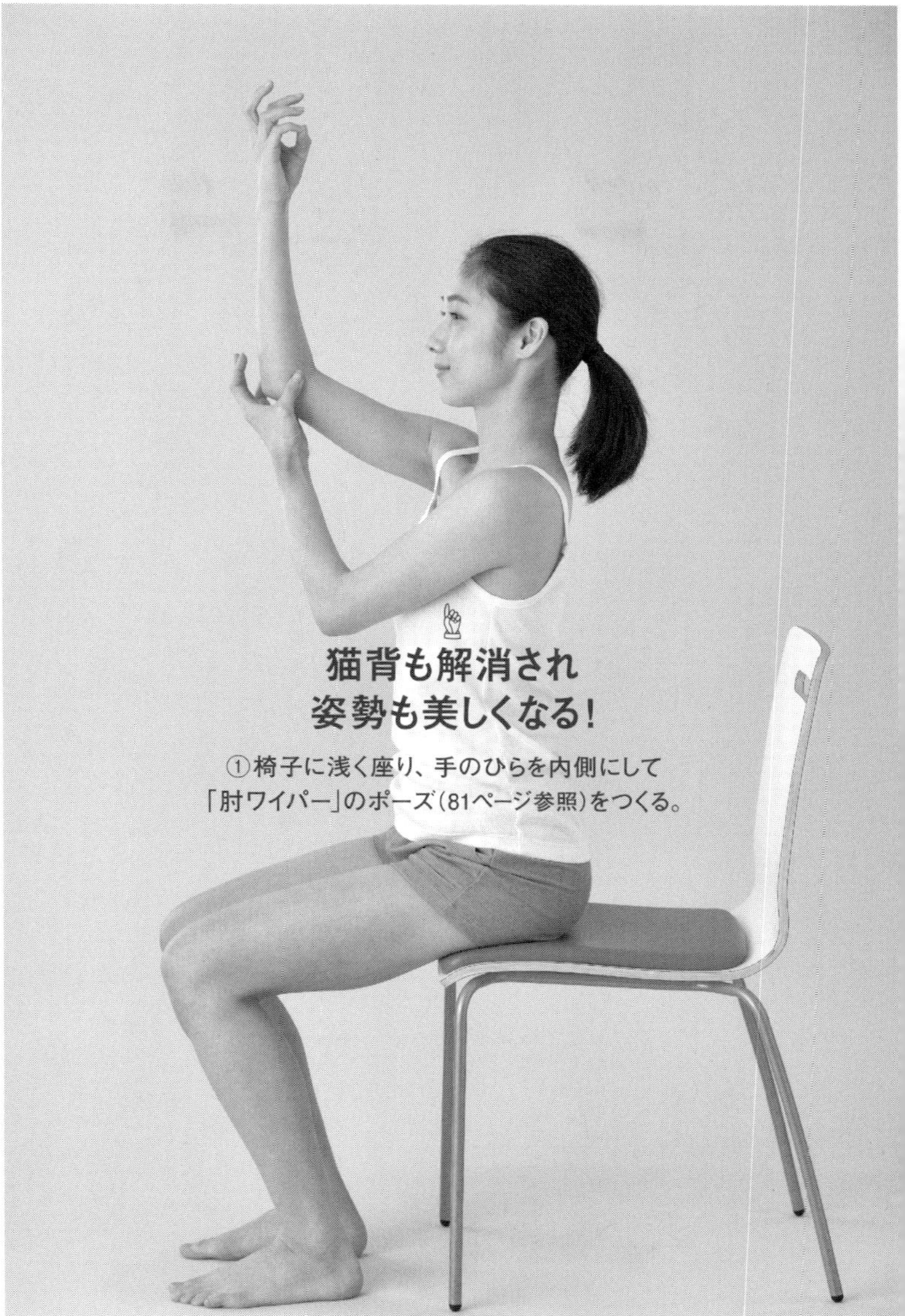

猫背も解消され
姿勢も美しくなる!

①椅子に浅く座り、手のひらを内側にして「肘ワイパー」のポーズ(81ページ参照)をつくる。

②肘を押さえている手で、もう片方の腕を天に向かって押し上げるようにして、椅子から立ち上がる。

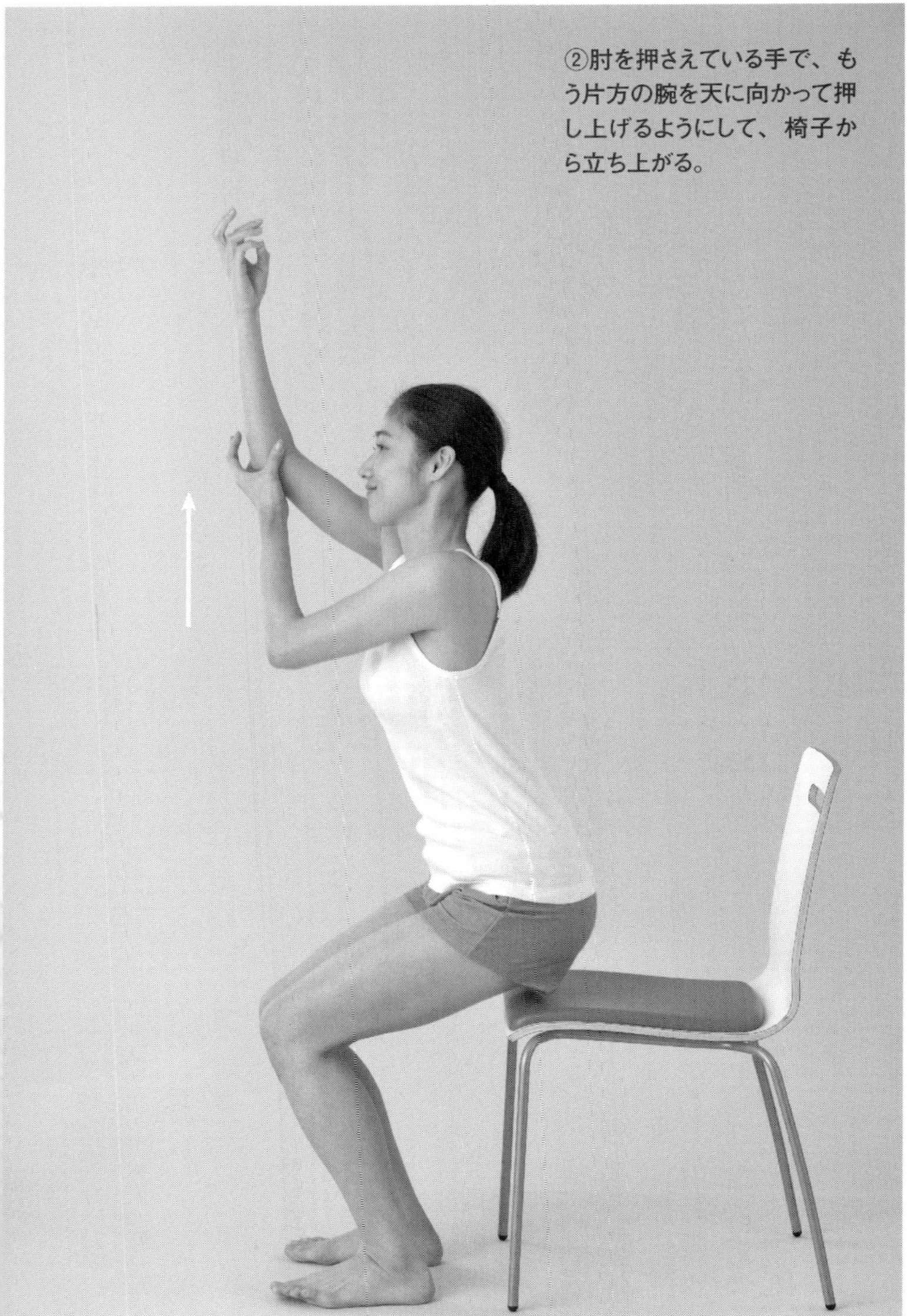

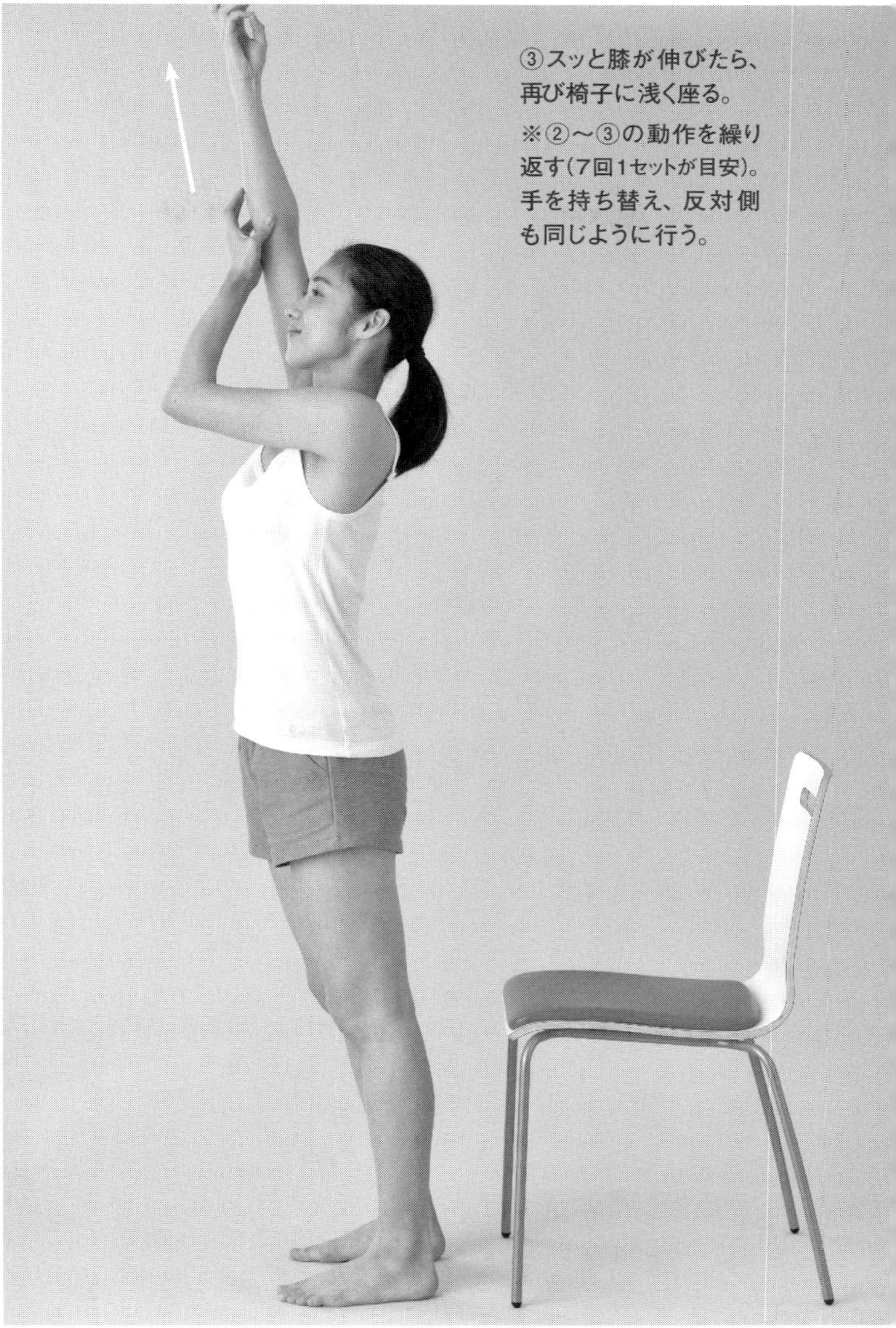

③スッと膝が伸びたら、再び椅子に浅く座る。

※②～③の動作を繰り返す(7回1セットが目安)。手を持ち替え、反対側も同じように行う。

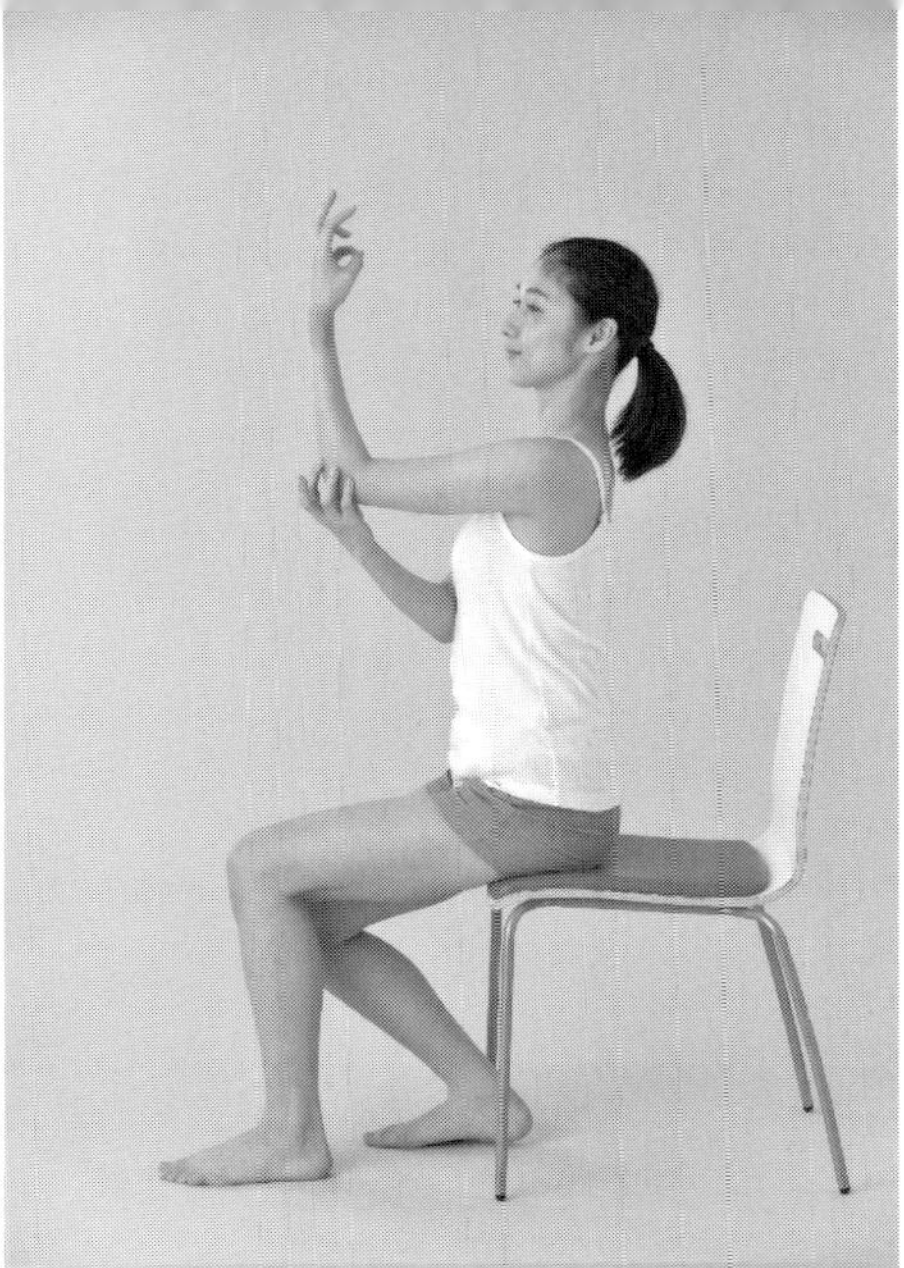

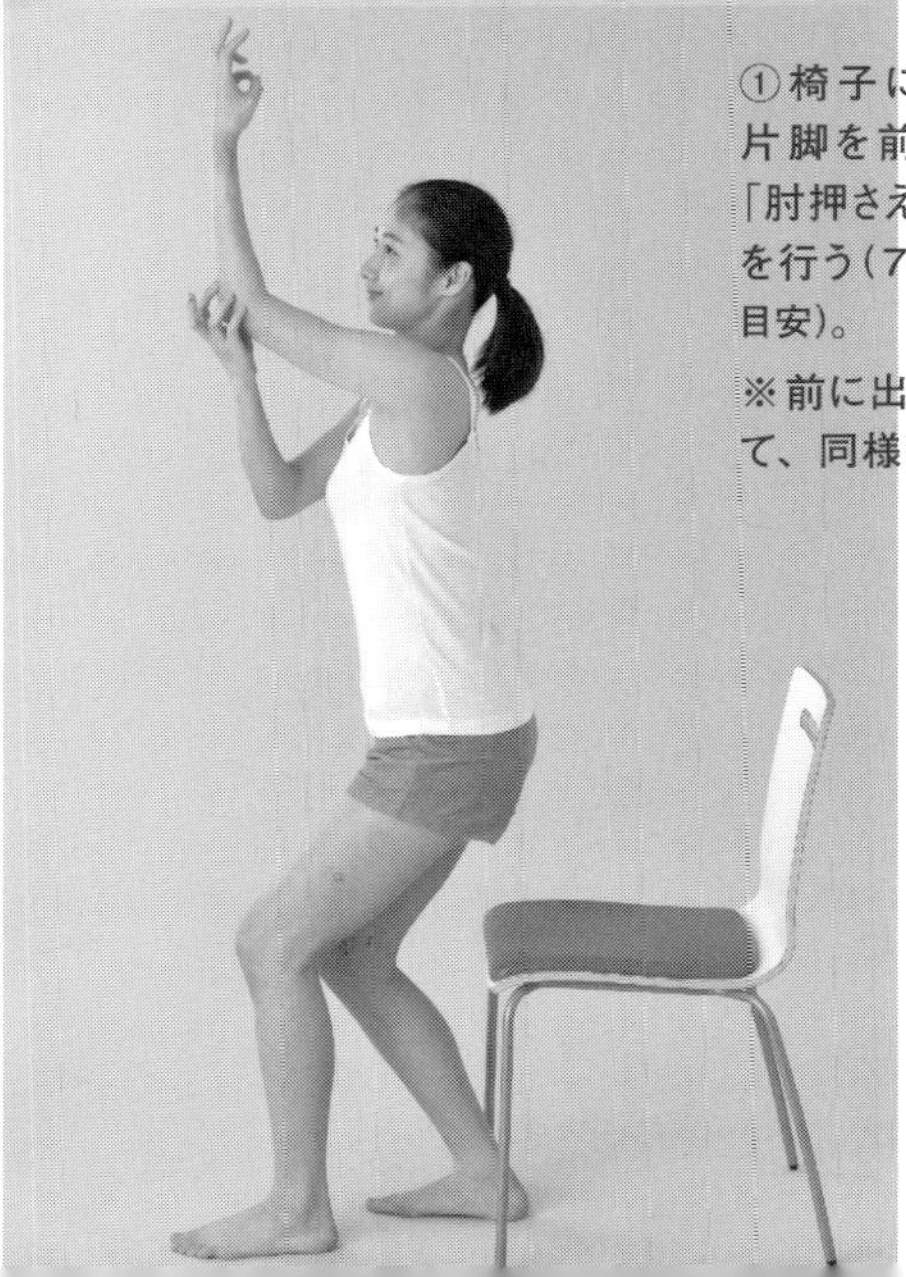

肘押さえスクワット（片脚前）

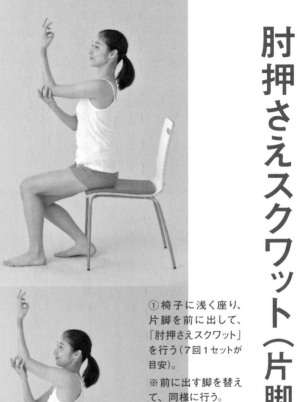

①椅子に浅く座り、片脚を前に出して、「肘押さえスクワット」を行う（7回1セットが目安）。

※前に出す脚を替えて、同様に行う。

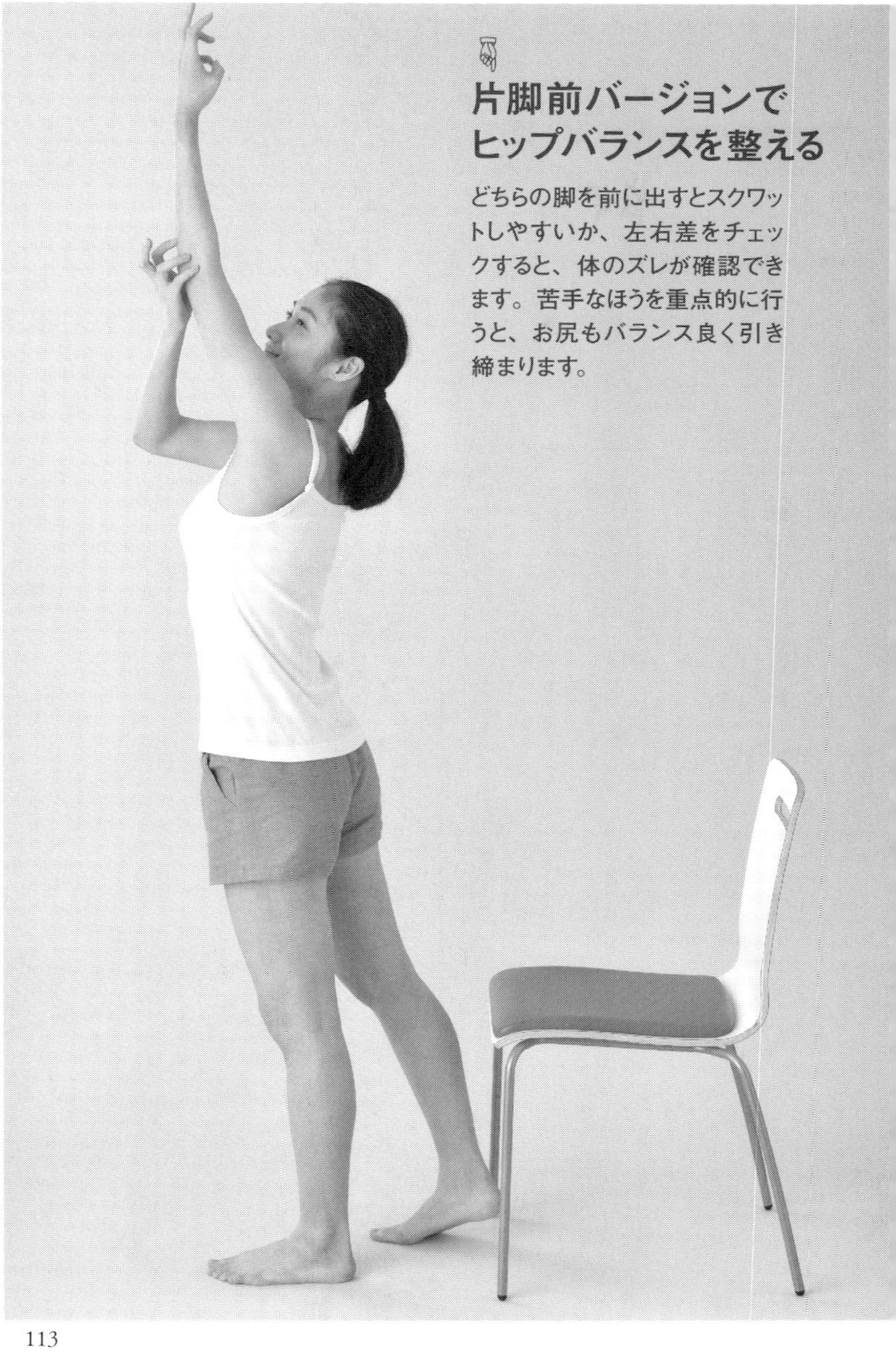

片脚前バージョンでヒップバランスを整える

どちらの脚を前に出すとスクワットしやすいか、左右差をチェックすると、体のズレが確認できます。苦手なほうを重点的に行うと、お尻もバランス良く引き締まります。

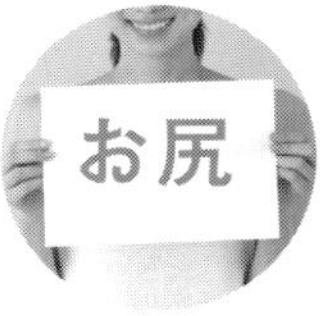

足首前屈伸ばし

前屈した状態で行う「足首前屈伸ばし」も、お尻が引き締まり、美尻効果がバツグン！　親指と小指で足首と膝を押さえることで下半身のブレを防ぎ、体幹を刺激しながらヒップラインが整えられます。

リズミカルな刺激で
お尻のたるみを改善!

①肩幅に脚を開き、前屈した状態で両膝を曲げ、
右手の親指と小指で右足のくるぶしを、
左手の親指と小指で左足のくるぶしを押さえる。

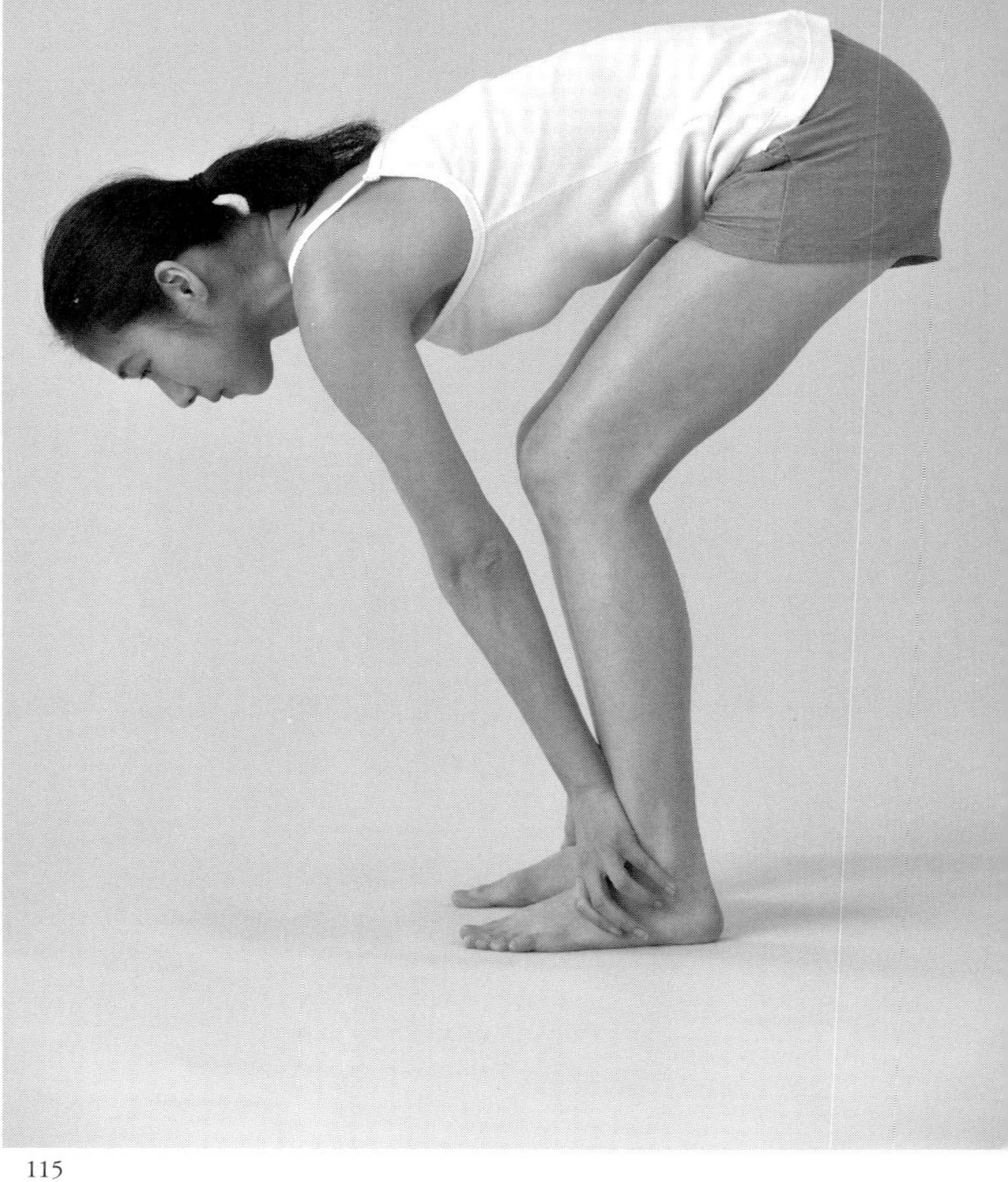

②前屈した状態のまま膝を伸ばし、お尻を上げる。
※リズミカルに同じ動作を繰り返す（7回1セットが目安）。

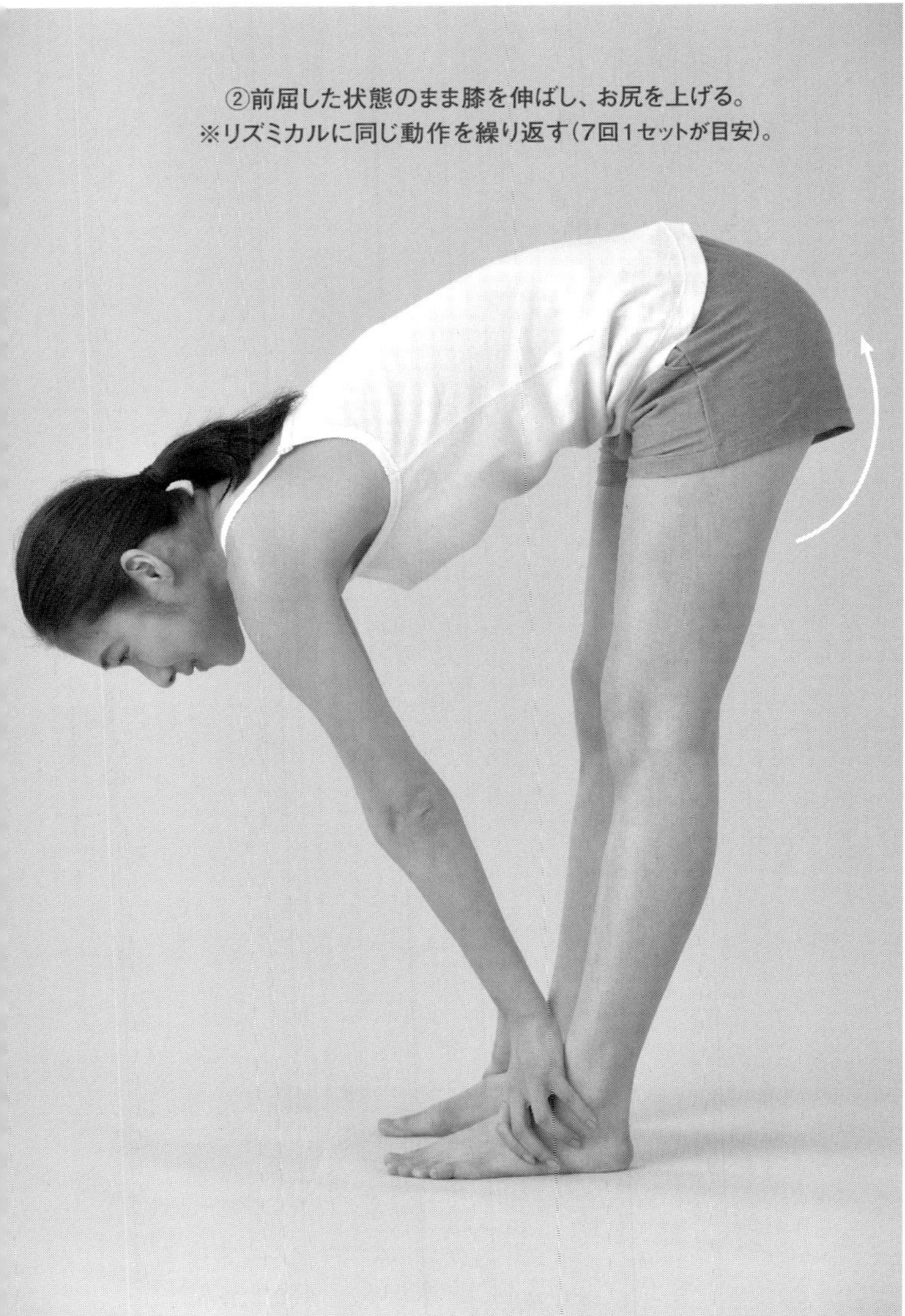

足首前屈伸ばし（片脚前）

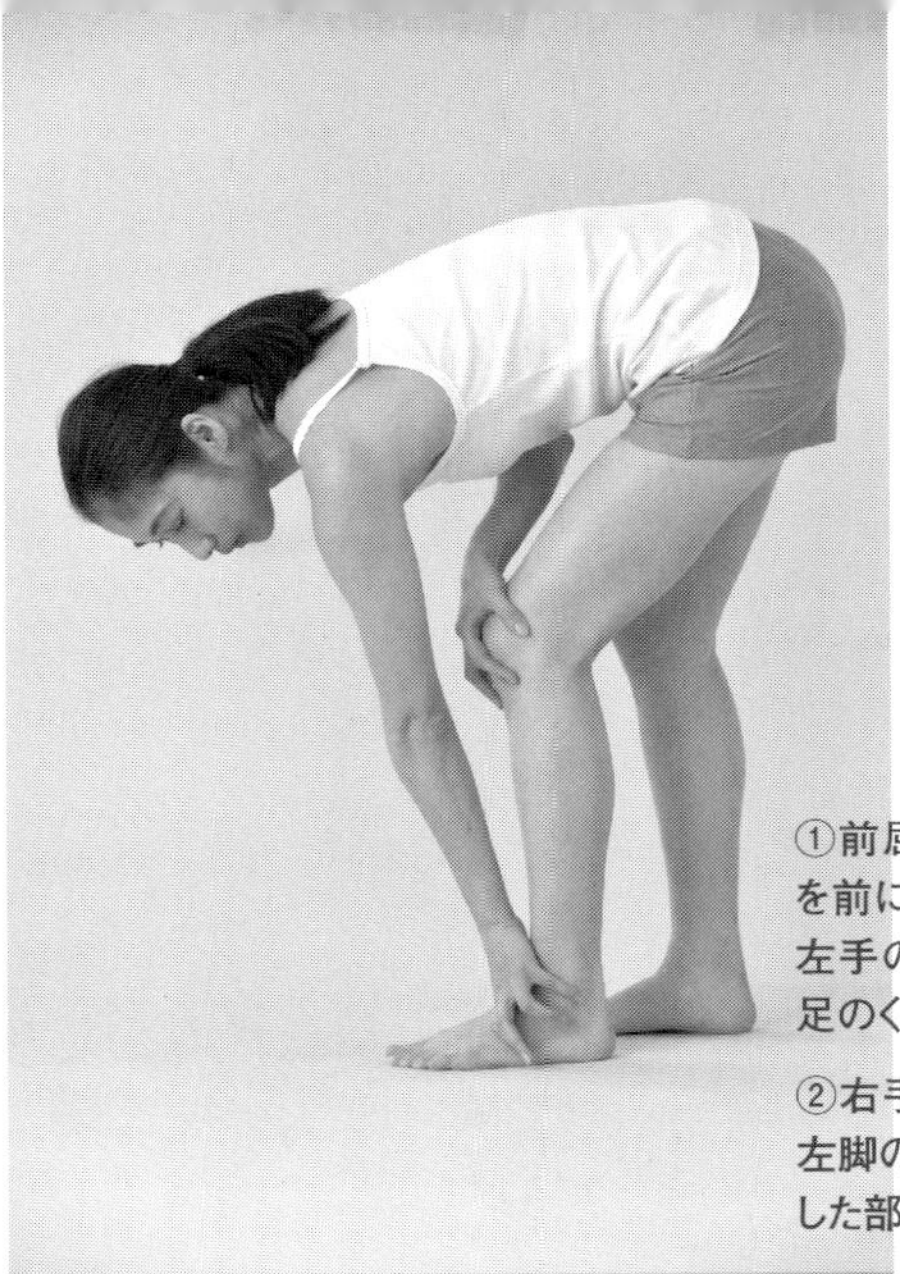

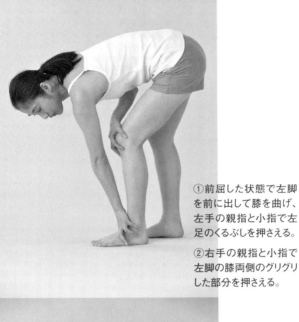

①前屈した状態で左脚を前に出して膝を曲げ、左手の親指と小指で左足のくるぶしを押さえる。

②右手の親指と小指で左脚の膝両側のグリグリした部分を押さえる。

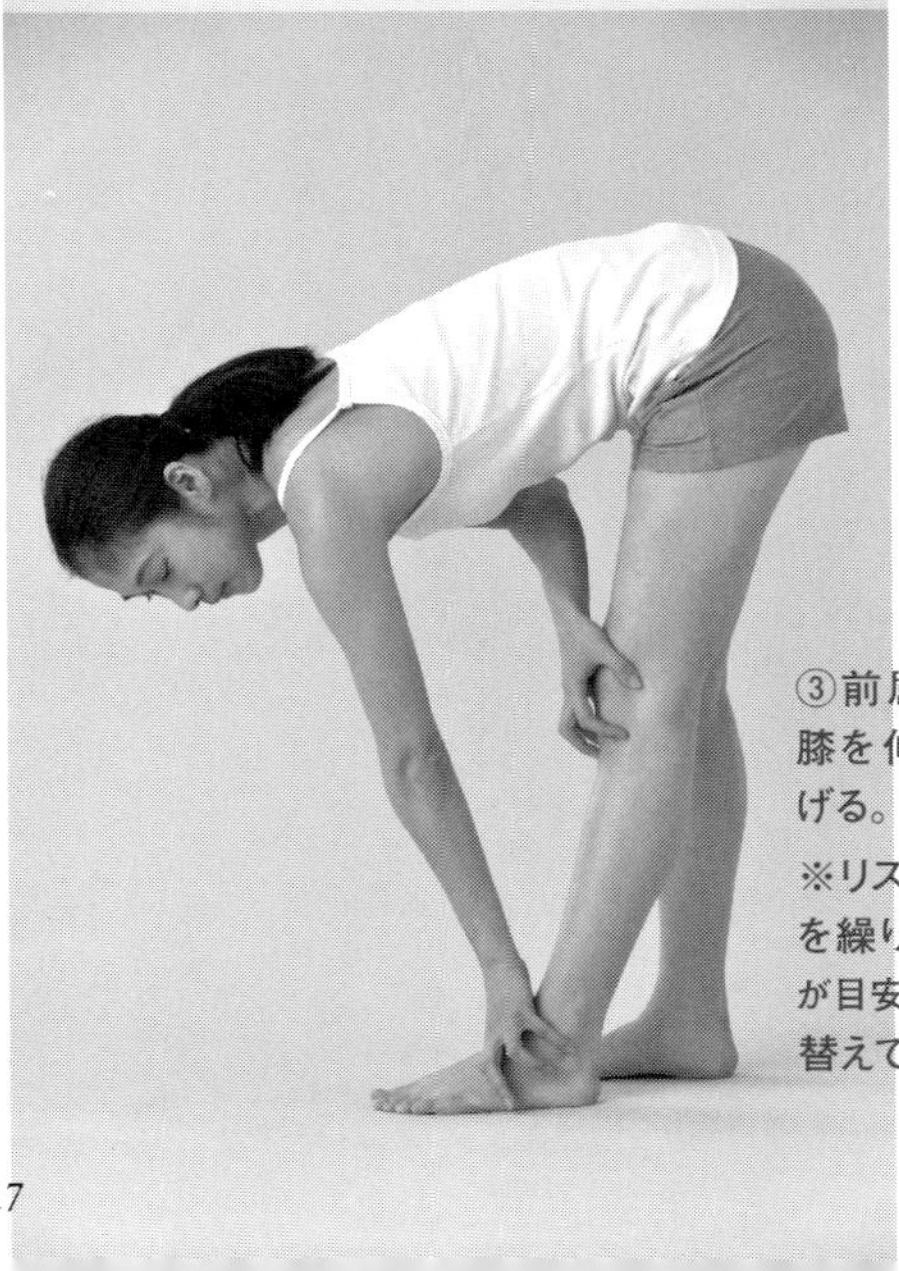

③前屈した状態のまま膝を伸ばし、お尻を上げる。

※リズミカルに同じ動作を繰り返す（7回1セットが目安）。前に出す脚を替えて、同様に行う。

骨ストレッチで体の「最適化」を目指そう！

「心地よさ」がキーワード

これまで「部分やせ」をテーマに、骨ストレッチの最新メソッドを公開してきました。

どれも簡単で、すぐに覚えられるものばかりだったと思いますが、骨ストレッチのメソッドにはもう一つ共通点があります。それは「とにかく心地いい！」ということ。

「たった1セットやっただけで、体が軽くなった」「ずっと悩まされてきた痛みが和らぎ、動きがラクになった」「仕事の合間に行うと疲れがすぐにとれる」

人によって様々ですが、一度心地よさを体験するとまた味わいたいと思い、自然と繰り返すようになります。冒頭でもお伝えしたように、ダイエットでもこうした無理のない習慣化が大切でしょう。

いくら体にいいことだからと言われても、心地よさが体感できなければなかなか長続きはしません。

それればかりか、いやがっている自分をだまして、必要以上に頑張って、体を壊してしまうこともあるでしょう。

だましているのは、あなたの脳です。脳は体が喜んでいないことでも、「これだけ効果が実証されているのだから」「専門の先生のお墨付きがあるのだから」「こんなに流行っているのだから」といった言葉を信じ込み、つらいことでも頑張って続けてしまうのです。

いやなことを無理して続けていませんか？　だとしたら、体が喜ぶことを始めてみましょう。

なぜ骨を押さえるのか？

骨ストレッチでは、心地よさを体感していくことで、こうした脳の思い込みを外していき、「体の声」が聴けるようになることを目的の一つにしています。

自分が何を楽しいと感じ、何をつらく不快に感じているのか？　感じとれるようになるだけでも、日常が快適なものに変わっていき、気持ちも明るくなります。

それだけでも大きな変化ですが、皆さんが知りたいのは「本当にやせられるの？」という点でしょう。

実際、骨ストレッチを続けることで「ウエストが細くなった」「お腹が引っ込んだ」「太ももが細くなった」といった効果を実感している人も数多くおられます。

猫背が改善されたことで姿勢が良くなり、立ち居振る舞いが美しくなったと喜ばれる方も少なくありません。最近では、新たに「小顔メソッド」を考案したことで、「顔のむくみが取れてすっきりした」という声も多く聞かれるようになりました。

心地よさを感じながら体がシェイプされていく

その秘密は、親指と小指をつなぎ、手首や肘、膝など体の節々にある骨を押さえる……これまで紹介してきた骨ストレッチの基本動作のなかに隠されています。

どのメソッドでも、腕や脚が制御され動かしにくくなることに気づかれるでしょう。そうなると、体の中心にある体幹（胴体）を動かさざるを得なくなりますね。

骨ストレッチのメソッドを実践すればするほど、じつは体幹が効果的に刺激されていくのです。

体幹は、体の部位のなかで最も大きな面積を占めていますから、ここが刺激されるとエネルギーの消費が早く、短い時間でも運動効果が高められます。

また、お腹まわりをダイレクトに刺激するので、余分なぜい肉がラクに燃焼されていきます。ウエストのくびれ効果を実感する人が多いのもそれゆえでしょう。

いつの間にかサイズダウン？

そもそも、私たちは腕力や脚力にばかり頼るあまり、肝心の体幹がなかなか使えていません。ちょっとした動作も力まかせになってしまうためすぐに疲労がたまり、それが肩や首のコリ、腰や膝の痛みの原因にもなっています。

骨ストレッチによってこうした体の使い方が改善されるので、体を動かすこと自体、苦でなくなります。骨ストレッチを毎日続けられる理由もここにあります。誰もが手軽にできる体幹トレーニングの進化系と考えてもいいでしょう。

「骨ストレッチをしていると心地いいので、つい続けていたら、いつの間にかサイズダウンしていた！」

私は骨ストレッチでダイエットに取り組む人には、こんなふうに感じてほしいと思っています。

心地いいということは、それ自体、楽しく、ハッピーになれるということです。だから、自然と笑顔になれます。笑顔になれば体の緊張がさらにほぐれ、忙しい毎日であっても楽しく過ごしていけるでしょう。

「○センチ細くなった」「○キロやせた」といった数字ばかりを追いかけるのではなく、もっと広い視野で日常を充実させていきませんか？　そこに、今回紹介した骨ストレッチのメソッドを役立ててほしいのです。

心地よく動ける体型に変化！

私は、このように心地よいと感じる方向に体が整っていくことを「最適化」と呼んでいます。

いま、どのくらい最適化できているか？　ダイエットの際にもそれをバロメーターにすると、数字の変化に必要以上にとらわれなくなります。頑張りすぎて体を壊したり、ストイックになりすぎた反動でリバンドしてしまったり、そうした「よくある失敗」を防ぐこともできるでしょう。

体型に関しても、様々な指標がありますが、目指してほしいのは、自分が心地よく動ける体型かどうか。

人と比べてやせているか、体の部位がどれだけ細いかといったことも気になると思いますが、骨ストレッチを続けていくと、「自分がいかに体を動かせていなかったのか？」」、まずそのことが実感できます。

そうした不自由さから自らを解放し、軽やかな身のこなしを手に入れられれば、面白いことに、心も自然に軽やかになり、前向きな発想ができるようになってきます。

そもそも、気持ちがネガティブになってしまうのは、自分のコンディションがあまりよくないときです。体が重かったり、痛いところがあったりしたら、いくら考え方を変えようとしても無理が出てきます。

人と比べて一喜一憂するより、自分の感覚を大事にし、もっと自信を持って生きたいと思いませんか？　骨ストレッチと出逢うことで、ダイエットという枠組みを超え、あなたの生き方そのものが最適化されていくはずです。

あとがき　心と体にワクワクする刺激を！

骨ストレッチは、スポーツ選手の動作を改善することを目的に考案されたものですが、２００７年の誕生以来、当初の予想を超える形で普及を続けています。

誰でも簡単にでき、効果がすぐに体感できる手軽さもあって、スポーツ選手のみならず、一般の方の間にも急速に広がっていったからです。

そのなかで多くの人の話題にのぼったのが、骨ストレッチのダイエット効果です。口コミでじわじわと広まっていくなかで、２０１５年に『金スマ』などのテレビ番組で紹介されたことで、あちこちから「もっと詳しく知りたい」という問い合わせをいただくようになりました。

今回の一冊は、そうした要望に応え、骨ストレッチの最新メソッドを惜しみなく公開しました。

部分やせにテーマを絞っていますが、気に入ったメソッドをいくつか選び、一日3分続けていくだけでも、体全体が心地よく動かせるようになっていきます。

こうした体の心地よさは、気持ちを明るく前向きにし、新しいことにチャレンジしたり、ここ一番の場面を元気に乗り切ったりする源動力になります。

実際、骨ストレッチを実践することで、「考え方が柔軟になり物事がスムーズに進むようになった」「生き方がラクになった」という声をあちこちで聞きます。

骨を押さえることを基本にしたメソッドは珍しいかもしれませんが、その効果は絶大です。気軽に続けながら、心と体の変化をワクワクしながら楽しんでください。

2016年6月　松村 卓

松村 卓（まつむら・たかし）
1968年生まれ。スポーツケア整体研究所代表。中京大学体育学部体育学科卒業。陸上短距離のスプリンターとして、全日本実業団6位などの実績を持つ。引退後、ケガが多かった現役時代のトレーニング法を根底から見直し、筋肉ではなく骨の活用法に重点を置いた「骨ストレッチ」「骨ストレッチ・ランニング」「骨ストレッチ・ゴルフ」などを考案。仙台を拠点に全国各地で多くのアスリートの指導にあたる。著書に、ベストセラーになった『ゆるめる力 骨ストレッチ』、『「筋肉」よりも「骨」を使え!』（共著・甲野善紀）などがある。
http://www.sportcare.info

ブックデザイン	番 洋樹
写真	志水 隆
モデル	本間ゆかり
ヘアメイク	猪狩友介
スタイリスト	阿藤みなみ
編集協力	長沼敬憲
構成	君塚麗子
衣装協力	内野、IKEUCHI ORGANIC、 ピープル・ツリー、チュチュアンナ

やせる力《ちから》　骨《ほね》ストレッチ

2016年6月25日　第1刷発行

著　者　松村《まつむら》　卓《たかし》
発行者　石井潤一郎
発行所　株式会社　文藝春秋
〒102-8008　東京都千代田区紀尾井町3-23
電話 03-3265-1211
印　刷　光邦
製　本　大口製本

・定価はカバーに表示してあります。
・万一、落丁乱丁の場合は送料小社負担でお取り替えいたします。
小社製作部宛お送りください。
・本書の無断複写は著作権法上での例外を除き禁じられています。
また、私的使用以外のいかなる電子的複製行為も一切認められておりません。

©Takashi Matsumura 2016　　Printed in Japan
ISBN978-4-16-390475-7